眼精疲労のブロック＆ケア

眼鏡・コンタクトレンズ処方ハンドブック

HANDBOOK OF
EYEGLASSES and CONTACT LENSES
prescription
PREVENTION and CARE of
ASTHENOPIA

*

MASAYOSHI KAJITA

梶田雅義

MIWA-SHOTEN

はじめに

　筆者が眼科医になって間もない頃，先輩から遠近両用眼鏡の処方方法を教わった．遠方が見える矯正度数と近方が見やすい矯正度数を併記する，いわゆる二重焦点レンズの処方であった．早速，患者さんに遠近両用眼鏡の処方を行った．遠用と近用の度数差は＋2.50 D であった．2 週間ほど後に，その患者さんが「この眼鏡は掛けると気持ちが悪くなって，とても掛けられない」と訴えて再来した．眼鏡は二重焦点レンズではなく，累進屈折力レンズで作製されていた．累進屈折力レンズの知識は全くなかった．患者さんを待たせたまま，眼鏡店に走った．眼鏡店の主任さんが累進屈折力レンズのテストレンズセットを貸してくれた．それを持って外来に戻り，待っていた患者さんに試してみた．加入度数＋1.50 D で満足してもらえた．累進屈折力レンズの処方には，テストレンズが必須であることを学んだ．

　眼科医になって 3 年目の頃，遠近両用累進屈折力レンズ眼鏡を処方した遠視の患者さんに，「眼鏡を使うようになってから，ひどかった肩こりがなくなったが，そのようなことはありますか？」と問われた．筆者は返答ができなかった．その後，数名の遠視患者さんに眼鏡処方後の肩こりについて質問してみた．異口同音に「そういえば肩こりを感じなくなった」と返ってきた．私事であるが，筆者は子供の頃から 2.0 の視力があって，40 歳頃までは正視であったが，中学生の頃から眼は疲れやすく，肩こりがひどかった．筆者の肩こりも眼鏡で解消できるかもしれないと思い，遠用度数±0.00 D で加入度数＋0.75 D の累進屈折力レンズ眼鏡を装用してみた．すると，激しかった肩こりを全く体感しなくなった．当時，筆者は 35 歳だった．ちょうどその頃，眼科雑誌で"シューベルトの眼鏡"についての記述を見つけた．31 歳で他界したオーストリ

アの作曲家フランツ・ペーター・シューベルトが二重焦点レンズの眼鏡を掛けていたというものである．もしかすると，シューベルトも遠視だったのかもしれない．

　20年以上前のことだが，湖崎　克 先生と遠視について雑談したときに，湖崎先生も40歳くらいまでは正視だったが，当時は遠用度数＋3.00 D加入度数＋3.00 Dの遠近両用累進屈折力レンズ眼鏡を装用されており，「遠視ほどやっかいな眼はない」，「諸悪の根源は遠視」とおっしゃっていた．筆者自身も現在は，遠用度数＋2.50 D加入度数＋3.00 Dの遠近両用累進屈折力レンズ眼鏡を使用している．"諸悪の根源"の意味が少しずつわかってきた．眼の屈折値は加齢に伴って遠視化することを症例でも自らも体験し，裸眼でよく見える遠視のつらさと，矯正の難しさをずっと感じてきている．よく見える眼に対する眼鏡処方の必要性について記述した教科書は存在しない．

　遠視に快適な眼鏡を処方するのはとても難しい．近視の過矯正を改善するのは遠視を矯正する以上に難しい．しかし，どちらも激しい眼精疲労を訴えている症例が多い．

　1980年代にパソコンが普及し，眼精疲労を訴える患者さんが急増した．原因は，長時間の近方作業による毛様体筋の疲労であった．しかし，それを診断する適切な他覚的検査装置はなかった．毛様体筋の筋電図がとれれば診断ができると思ったが，実現できそうになかった．その頃，興味をもって研究していた調節微動が毛様体筋の筋電図に代わるのではないかとの思いで開発したのが調節機能解析装置である．毛様体筋の活動状態が他覚的に検出できた．毛様体筋の疲労が原因の眼精疲労を検出し，点眼液や累進屈折力レンズ眼鏡で治療できるようになった．

　2010年代になるとスマートフォンが普及し，眼精疲労を訴える症例はさらに増加した．巷では"スマホ老眼"と警鐘を鳴らしてい

る．この眼精疲労には毛様体筋の疲労に加え，過剰な輻湊負荷による外眼筋疲労も加わっている．プリズム加入の累進屈折力レンズ眼鏡が奏効することもわかってきた．一方で，コンタクトレンズの普及もめざましく，眼鏡ではなく，コンタクトレンズで矯正したいという症例も多い．対応に苦慮したが，意外にもモノビジョン矯正が奏効することがわかった．

　良好な視力を提供する矯正は容易であるが，眼精疲労を予防する快適な矯正を提供することはとても難しい．なぜなら，遠くがよく見える矯正を希望する患者さんは多いが，現代のような情報化社会では，遠方がよく見える矯正は必ず眼精疲労を発症するからである．良好な視力だけではなく快適さを提供するためには，矯正用具の種類によって異なる特徴を最大限に活用できる処方の研鑽を積むことが必要である．本書がその一助になれば幸いである．

　本書は今まで多くの患者さんに教わった，眼精疲労を訴える症例に対する眼鏡やコンタクトレンズの処方手技を眼科外来診療に携わる多くの医療関係者に伝えたい思いで執筆した．本書の出版を提案，企画，そして編集に尽力いただいた三輪書店の久瀬幸代氏に深謝する．そして，眼精疲労の治療に関する適切な教科書がない中で，筆者にとって患者さんは最良の教科書であった．気長に治療に付き合ってくれた患者さんたちに感謝している．

2018 年 4 月

梶田雅義

Contents

はじめに …………………………………………………………………………… iii

Section 01　問診のコツ

1 はじめにどこに注目するか …………………………………………………… 2
　歩き方・様子 ………………………………………………………………………… 2
　頭位・顔（表情） …………………………………………………………………… 2
2 患者さんの訴えから予測できること ………………………………………… 3
　合わない矯正と眼精疲労 ………………………………………………………… 4
3 患者さんに聞くべきポイント ………………………………………………… 5
　眼の疲れのほかにどのような症状があるか …………………………………… 5
　いつ症状が悪化するか …………………………………………………………… 5
　どのような視力矯正用具を
　　使用しているか・使用していたか ……………………………………………… 6
　症状が出てからどのような検査・治療を受けているか ……………………… 6
　家族に同じような訴えをしている人がいないか ……………………………… 7

Section 02　調節力を考慮した視力測定

1 視力測定で大切なこと ………………………………………………………… 8
2 視力測定のコツ ………………………………………………………………… 10
　リズム ……………………………………………………………………………… 10
　視標の提示 ………………………………………………………………………… 11
　視力値の決定 ……………………………………………………………………… 12
　　• 視力表 ………………………………………………………………………… 12
　　• 指数弁 ………………………………………………………………………… 13
　　• 手動弁・光覚弁・全盲 ………………………………………………………… 13

3 他覚的屈折検査を利用した矯正視力測定 ……………………………… 14
　　他覚的屈折検査での配慮 …………………………………………………… 14
　　　● 適切なオートレフラクトメータの利用方法 …………………………… 14
4 自覚的屈折検査を利用した矯正視力測定 ……………………………… 18
　　自覚的屈折検査を行う前に ………………………………………………… 18
　　　● 調節とは ………………………………………………………………… 18
　　　● 自覚的屈折検査の注意点 ……………………………………………… 19
　　　● 検眼枠の選択 …………………………………………………………… 20
　　レンズ交換法による矯正視力測定 ………………………………………… 22
　　乱視の検出 …………………………………………………………………… 24
　　　● スリット板を用いる方法 ……………………………………………… 24
　　　● 乱視表・クロスシリンダ ……………………………………………… 25
5 視力測定のフローチャート ………………………………………………… 26

Section 03　眼鏡・コンタクトレンズ度数の決定

1 "快適"な矯正度数の考え方 ………………………………………………… 28
2 適正な矯正度数の求め方 …………………………………………………… 29
　　両眼同時雲霧法のポイント ………………………………………………… 30
　　左右眼の屈折度数の差が2.00 Dを超える場合 …………………………… 33
　　　● 片眼ずつの雲霧法 ……………………………………………………… 33
3 眼鏡・コンタクトレンズの試し装用 ……………………………………… 34
　　眼　鏡 ………………………………………………………………………… 34
　　　● 不同視がある場合 ……………………………………………………… 34
　　　● 不同視がない場合 ……………………………………………………… 34
　　　● 初めて眼鏡を使用する場合 …………………………………………… 35
　　　● 使用している眼鏡の度数を変更する場合 …………………………… 35
　　コンタクトレンズ …………………………………………………………… 36
　　　● ソフトコンタクトレンズ ……………………………………………… 36
　　　● ハードコンタクトレンズ ……………………………………………… 41
　　　● 両面トーリックハードコンタクトレンズ
　　　　（−3.50 Dを超える乱視がある場合） ………………………………… 45

- 4 眼鏡やコンタクトレンズの試し装用中に
  不満が生じる場合の対処法 48
  - 眼　鏡 48
  - コンタクトレンズ 49

Section 04　屈折異常と症状別の処方ポイント

- 1 遠　視 50
  - 処方のポイント 51
- 2 近　視 52
  - 処方のポイント 52
- 3 強度近視 53
  - 処方のポイント 53
- 4 乱　視 54
  - 処方のポイント 54
- 5 弱　視 55
  - 処方のポイント 55
- 6 不同視 56
  - 処方のポイント 56
- 7 眼位異常 57
  - 処方のポイント 58
- 8 小　児 58
  - 処方のポイント 58
- 9 老　視 59
  - 老視の初期症状 59
  - 処方のポイント 61
- 10 スマホ老眼 62
  - 処方のポイント 63

Section 05　患者さんからよくされる質問と
　　　　　　　その答え方

- ● 小　児 66
- ● 成　人 68

Case Study

[眼鏡処方　近視過矯正]
001　適正矯正を目指した単焦点レンズ ……… 74
002　累進屈折力レンズ ……… 77
003　モノビジョン矯正 ……… 80
004　プリズム眼鏡 ……… 83
　　Summary　眼鏡による近視過矯正の眼精疲労対策 ……… 86

[眼鏡処方　遠視矯正]
005　単焦点レンズ ……… 87
006　累進屈折力レンズ ……… 90
007　モノビジョン矯正 ……… 94
008　プリズム眼鏡 ……… 97
　　Summary　眼鏡による遠視矯正の眼精疲労対策 ……… 100

[コンタクトレンズ処方　近視過矯正]
009　適正矯正を目指した単焦点レンズ ……… 102
010　遠近両用ソフトコンタクトレンズ ……… 106
011　斜位に対するモノビジョン矯正 ……… 110
　　Summary　コンタクトレンズによる近視過矯正の
　　　　　　　眼精疲労対策 ……… 114

[コンタクトレンズ処方　遠視矯正]
012　単焦点ソフトコンタクトレンズ ……… 115
013　遠近両用ソフトコンタクトレンズ ……… 120
014　モノビジョン矯正 ……… 124
　　Summary　コンタクトレンズによる遠視矯正の
　　　　　　　眼精疲労対策 ……… 127

[コンタクトレンズ処方　乱視未矯正]
015　乱視用ソフトコンタクトレンズ① ……… 129
016　乱視用ソフトコンタクトレンズ② ……… 133
017　乱視用ソフトコンタクトレンズ③ ……… 137
　　Summary　コンタクトレンズによる乱視未矯正の
　　　　　　　眼精疲労対策 ……… 142

［コンビネーション矯正処方］
018 強度近視 143
019 強度遠視 147
020 不同視 151
021 強度乱視 155
022 外斜位（プリズム眼鏡と
　　　　ソフトコンタクトレンズモノビジョン）................................ 160
　　　　Summary コンビネーション矯正による眼精疲労対策 164

［眼鏡処方　調節異常］
023 調節けいれん 166
024 テクノストレス眼症 170
025 高齢者 174
026 IOL（眼内レンズ）挿入眼 178
　　　　Summary 調節異常の眼精疲労対策 183

［眼鏡処方　難治症例］
027 Barré-Liéou 症候群 185
028 外傷後の老視 189
029 白内障手術で消退した調節けいれん 194

［点眼処方　難治症例］
030 難治性調節けいれん① 202

［眼鏡・コンタクトレンズ処方　難治症例］
031 難治性調節けいれん② 207
032 難治性調節けいれん③ 217
　　　　Summary 調節異常による難治症例の眼精疲労対策 226

付　録
- 1　乱視表を用いた自覚的屈折検査 228
- 2　クロスシリンダを用いた自覚的屈折検査 230
- 3　医療費控除の対象となる眼鏡 232
- 4　小児弱視等の治療用眼鏡等に係る療養費の支給について 234

Column●遠視矯正がなぜ難しいか？ 64

索　引 237

眼精疲労のブロック&ケア

眼鏡・コンタクトレンズ処方ハンドブック

HANDBOOK OF

☑ EYEGLASSES
AND
☑ CONTACT LENSES
PRESCRIPTION

PREVENTION AND CARE OF
ASTHENOPIA

01 Section 問診のコツ

1 はじめにどこに注目するか

- 「木を見て森を見ず」とならないように，まずは森(全身)を見てから木(眼)の状態を見る習慣をもつことによって，診断がスムーズに行えるようになる．

歩き方・様子

- 最初に歩き方を観察する．歩き方で，眼精疲労の深刻さがうかがえる．
- うつむきがちで，肩が落ちており，どことなく全身に力が入っていない．時に眉間にしわが寄ったり，苦しげな様子のこともある．

頭位・顔(表情)

- 首を常に左右どちらかにかしげている場合には，眼位異常が予測され，上斜位を認めることが多い．

- 顔立ちが左右対称ではなく，眼の高さが左右で異なる場合には，不同視の存在が疑われる．
- 眼瞼をぱっちり開いている場合には，近視の矯正が不足していることが考えられる．
- 眼瞼を細めて眉間にしわを寄せている場合には，遠視眼か近視の過矯正が予測される．
- 顔に表情がなく仮面様顔貌になっている場合には，心因性視覚障害や，精神疾患をわずらっていることもある．

2 患者さんの訴えから予測できること

- 眼精疲労を訴える患者さんの主訴は，

  ① 眼の疲れ
  ② 眼の奥の痛み
  ③ 頭　痛
  ④ 後頚部の痛み
  ⑤ 肩こり

などが多く，いずれも眼の異常が誘因となる．しかし，眼のどこに異常が生じているのかは，症状の訴えからは予測できないことが多い．

合わない矯正と眼精疲労

- 合わない眼鏡やコンタクトレンズが原因で眼精疲労を発症している場合には，身体の異常が起こり始めた3ヵ月ないし6ヵ月前に，眼鏡やコンタクトレンズを新しくしていないかを聞くことが診断の助けになる場合がある．
- 合わない矯正を行った直後に異常が生じることは，意外に少ないことに留意する．
- 眼鏡やコンタクトレンズを新しくしてすぐに症状が悪化すれば，眼鏡やコンタクトレンズを変えたことが原因だろうと誰もが推測できる．しかし，3〜6ヵ月遅れて症状が出た場合，眼鏡やコンタクトレンズを変えたことが原因とは結びつかず，心療内科や精神神経科に通院している患者さんも少なくない．"6ヵ月以内に眼鏡やコンタクトレンズを変更したか"は，必ず聞いてほしい問診である．
- なぜ，合わない眼鏡を使い始めてから，3〜6ヵ月後に眼精疲労を発症するのかはわかっていない．もう少していねいに問診すると，眼鏡やコンタクトレンズを変えてから1週間くらいまでは少し合わないという感じがあったが，その後，慣れてきて，2週間もすると快適に使えるようになったと聴取されることが多い．

3 患者さんに聞くべきポイント

眼の疲れのほかにどのような症状があるか

- 眼の奥の痛みは，調節異常のことが多い．
- 眉間部の痛みが加わっていれば外斜位が多く，こめかみ部の痛みは内斜位に多い．
- 涙がしみるようであったり針で刺されるような痛みは，調節疲労で起こりやすい．
- 明るいほうを見ると痛みが出るときには，虹彩炎が起こっている．
- 朝もやの中で見ているような眼のかすみは，虹彩炎と角膜上皮障害，眼圧上昇の可能性がある．

いつ症状が悪化するか

- 遠くを見ているときに症状が増悪すれば内斜位が，近くを見ているときに症状が増悪すれば外斜位や調節異常が疑われる．
- 長時間同じ距離を見続けた後に症状が発現することが多い．たとえば，内斜位では映画観賞や観劇のあと，外斜位では長時間のパソコン作業やスマートフォン操作などである．
- 症状が出たときに，片眼を閉じると楽になる経験がある場合は，眼位異常が原因と考えられる．

どのような視力矯正用具を使用しているか・使用していたか

- 受診時には，これまで使用したことがある眼鏡やコンタクトレンズを必ず持参してもらうことが大切である．
- 現在は使っていなくても，もっている眼鏡はすべて持参してもらう．フレームから外して残してある眼鏡レンズももってきてもらおう．
- コンタクトレンズは，使用したことがあるレンズのデータがわかれば，調べてでもすべて持参してもらう．

症状が出てからどのような検査・治療を受けているか

- 眼精疲労は，頭蓋内疾患や代謝疾患で体力が低下したときに発症することもある．
- 頭部 CT や MRI などの頭蓋内検査を受けて異常を指摘されていないことがわかれば，眼の異常に集中して診療をすすめることができる．
- 眼底検査で内科疾患が疑われるときには，内科に紹介する．視野検査で半盲などがあり，頭蓋内疾患が疑われる場合には，脳神経外科を紹介する．
- 筋弛緩薬が投与されている場合には，調節異常や眼位異常の治療をすすめたら，筋弛緩薬の使用を中止する．

家族に同じような訴えをしている人がいないか

- 遠視や眼位異常による眼精疲労は，家族歴があることが多い．
- 家族の中に同じような訴えがあれば，同一疾患である可能性がある．

02 Section 調節力を考慮した視力測定

1 視力測定で大切なこと

- 視力値は，2点が2点としてかろうじて判別できる最小視角で定義されている．最小視角の分（60分の1度）単位の逆数で表したものが，小数視力である．

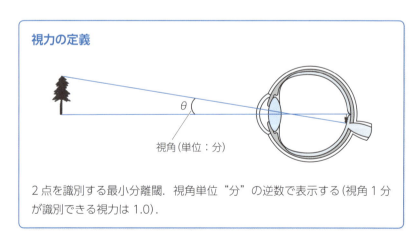

視力の定義

2点を識別する最小分離閾．視角単位"分"の逆数で表示する（視角1分が識別できる視力は1.0）．

- 標準視力表（5 m）のランドルト環における視力1.0の視標の大きさは，外径が7.5 mm，切れ目が1.5 mm である．

Section 02 調節力を考慮した視力測定

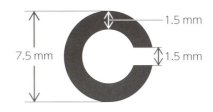

標準ランドルト環視標

視力1.0の5mランドルト環視標の大きさ．

- 視力値は，体重や身長のような物理量ではない．
- 痛覚や聴覚と同じように心理的な影響を強く受ける感覚値なので，測定の条件によって大きく変動する．したがって，測定時には一生懸命見ようとはさせない．
- また，乱視がある場合の裸眼視力は，提示する視標の形状によって変動する．あまり時間をかけないで，判定基準通りに決定する．
- 視力を測定しているときに，患者さんが「見えません」とか「わかりません」と答えることがある．しかしこれを受け入れてしまえば，正しい視力値は測定できず，自己申告視力値となってしまう．
- 本当に視標が全く見えないのであればしかたがないが，視標の存在がわかるのであれば，見えたと思った方向を必ず答えてもらうことが大切である．
- 患者さんの回答が正答であるか誤答であるかの割合で，視力値を判定する．
- 測定はできるだけ淡々とリズミカルに，時間をかけないで行う．

視力値判定基準

標準閾値 (ランドルト環のみ)		準標準閾値 (文字視標のみあるいは ランドルト環＋文字視標)	
		1 視標	1 正答
		2 視標	2 正答
		3 視標	3 正答
		4 視標	3 正答
5 視標	3 正答	5 視標	4 正答
6 視標	4 正答		
7 視標	4 正答		
8 視標	5 正答		
9 視標	5 正答		
10 視標	6 正答		

ランドルト環だけで構成されている視力表では標準閾値を用い，文字視標だけやランドルト環と文字視標が組み合わさっている視力表では準標準閾値を用いる．ランドルト環だけで構成されている視力表では5つの視標を提示して3つ以上の視標が正答できれば，その視力はあると判定する．文字視標を含む視力表では5つの視標を提示して4つ以上が正答できればその視力はあると判定する．

2 視力測定のコツ

リズム

- 一定のリズムで淡々と測定を進める．

- 1つの視標に時間をかけすぎないことが大切であり，1つの視標の回答にこだわって考え込んでしまうようなことがないようにする．
- すぐに回答できないようであれば，ただちに大きい視標に提示を変えて，即答できるリズムをつくる．

視標の提示

- 正答できる視標サイズを何度も提示しない．1つの視標が正答であれば，すぐに次の小さな視標を提示して，誤答するまでは同サイズにつき1つずつの視標を提示する．
- 誤答する視標サイズに到達したら，誤答したものと同じサイズの視標を提示する．これを正答すれば，さらに小さなサイズの視標を提示する．
- 誤答したら同じサイズの視標を提示して，これも誤答である場合，準標準閾値を採用していれば2つ以上の誤答のため，もうそのサイズの視力はないと判定できる．そのため，1つ前のサイズの視標を提示して，5視標中4つ以上正答できる視標サイズを見つけ，視力値を決定する．
- 標準閾値を採用していれば，同じサイズの視標を3つ誤答すればその視力はないと判定できる．そのため，1つ前のサイズの視標を提示して，5視標中3つ以上正答できる視標サイズを見つけ，視力値を決定する．
- この間も，淡々とリズミカルに視標提示をすすめる．

視力値の決定

視力表

- 視力値は 0.1 以上 2.0 以下の場合には，通常の 5 m 視力表で決定できる．
- 0.1 未満の場合には，ランドルト環 5 m 視力表の 0.1 の視標を被検者に近づけるか，あるいは視標へ被検者自身を近づけて，前述の基準で測定し，被検者と視標の距離から視力値を算出する．

a m の距離で 0.1 の視標をかろうじて読み取ることができる場合の視力は，$0.1 \times \dfrac{a}{5}$ である．

➡ a が 3 m であれば，視力値は $0.1 \times \dfrac{3}{5} = 0.06$ となる．

（通常の 5 m 視力表ではなく 3 m 視力表を用いている場合には，$0.1 \times \dfrac{a}{3}$ で算出すればよい）

視力値の記載

裸眼視力：右 0.2，左 0.3，矯正視力：右 1.2，左 1.2
完全矯正屈折値：
　右）球面レンズ度数 −5.00 D，円柱レンズ度数 −1.00 D，
　　　円柱レンズ軸度 180°
　左）球面レンズ度数 −4.50 D，円柱レンズ度数 −1.25 D，
　　　円柱レンズ軸度 180°
の場合，
VD=0.2(1.2×S−5.00 D ◯C−1.00 D Ax180°)
　　　　　　　　　　　　VD はラテン語の visus dexter
VS=0.3(1.2×S−4.50 D ◯C−1.25 D Ax180°)
　　　　　　　　　　　　VS はラテン語の visus sinister
あるいは，

RV＝0.2(1.2×S−5.00 D ⊃ C−1.00 D Ax180°)
　　　　　　　　　　　　　　RV は英語の right vision
LV＝0.3(1.2×S−4.50 D ⊃ C−1.25 D Ax180°)
　　　　　　　　　　　　　　LV は英語の left vision
と記載する．
　球面レンズ(D)と円柱レンズ(C)の間のこは，レンズの組み合わせを意味する．カム記号と呼び，「カム」と読む．

指数弁

- 5 m 視力表を用いている場合，0.1 の視標を被検者に 1 m まで近づけても視標が正答できないときには，眼前で検者の指を見せ，指の数を当てさせる．
- たとえば，眼前 20 cm で指の数がわかれば「20 cm 指数弁」または「20 cm/CF(counting fingers)」，あるいは「20 cm/n.d. (numerus digitorum【ラテン語】)」と記載する．

手動弁・光覚弁・全盲

- 指の数がわからない場合には，明室において眼前で手を動かす．
- 手の動きがわかれば，「手動弁」または「HM(hand motion)」あるいは「m.m.(motus manus【ラテン語】)」と記載する．
- 手の動きもわからないときには，暗室内で瞳孔に光を入れる．
- 明暗が判別できれば「光覚弁」または「LP(light perception)」あるいは「s.l.(sensus luminis【ラテン語】)」と記載する．
- 光も感じないときには視力値「0(ゼロ)」と記載する．これを全盲(total blindness)という．

- カルテの記載上，視力値「0.01」と「光覚弁（－）」の記載はよく見かける．誤りとはいえないが，正しい視力測定結果の表記ではない．それぞれ「○○cm 指数弁」「0（ゼロ）」と表記するのが正しい．

3 他覚的屈折検査を利用した矯正視力測定

他覚的屈折検査での配慮

- オートレフラクトメータを用いて臨床に利用できる他覚的屈折度数を求めるには，次の配慮が必要である．

適切なオートレフラクトメータの利用方法

- オートレフラクトメータをもたない眼科施設はないであろう．通常は自覚的屈折検査に先駆けて，オートレフラクトメータを用いた他覚的屈折検査を行う．
- 全自動化されたオートレフラクトメータは誰が操作しても同じ結果が得られると思われがちだが，検者や環境が異なれば，測定結果に差が生じる．検査する相手が生体である以上，しかたのないことである．
- オートレフラクトメータの測定で気をつけることを以下にまとめる．

1．装置の設定

- たいていのオートレフラクトメータでは，1回の測定ごとに雲霧機構が1回作動する通常モードと，1回の雲霧機構が作動した後に数回のデータを続けて測定するクイックモードがプログラムされている．
- 雲霧機構は，視標を一度しっかり見える距離にすばやく移動させた後に，じわりと遠点よりも遠くに移動させる．被検者が遠ざかる視標にピントを合わせようとして自分の遠点近くまでピント位置を移動させることを狙った装置である．
- したがって，1回の雲霧機構で数回測定することは測定の機械的誤差が記録されるだけで，調節の介入は記録されない．
- 測定ごとに雲霧を行えば，調節の介入が少なければ毎回同じデータが得られ，調節の介入が強ければ測定ごとに雲霧機構に対する応答が異なり，測定値にばらつきがでる．
- クイックモードは測定時間が短くてすむが，正しい値が記録されているか否かの判断ができない．

2．測定時に心がけること

●提示視標の真ん中を見るように指示する

- 提示視標の真ん中を見ることによって，視線方向の屈折度数を測定することができる．
- 漠然とまっすぐ前を見ていると，眼軸方向の屈折度数を測定する可能性がある．視線は中心窩を通るが，光軸は視線方向から α 角だけずれており，中心窩を通っていない．自覚的屈折検査に必要なのは，中心窩を通る視線方向の屈折度数である．

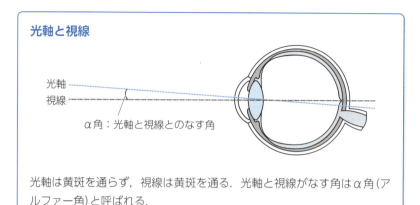

光軸と視線

光軸
視線
α角：光軸と視線とのなす角

光軸は黄斑を通らず，視線は黄斑を通る．光軸と視線がなす角はα角（アルファー角）と呼ばれる．

- 視標の真ん中を見ない状態で測定すると，自覚的屈折検査に必要となる適切な乱視量や乱視軸が得られないことがある．

眼瞼や睫毛で測定系を遮らない

- 測定系を眼瞼や睫毛が遮ると測定光に乱れが生じるため，変な乱視が記録されるなど，適切な屈折度数が得られない．
- モニター画面に映った瞳孔を遮るものがないことに，常に気を配る必要がある．

マイヤーリングに乱れがない
〔乱視，涙液層破壊時間（BUT）が観測できる〕

- 角膜に映し出された光のリングは，マイヤーリングと呼ばれる．
- 角膜上の涙液膜が破壊し，角膜表面がむき出しになると，マイヤーリングに乱れが生じる．このような状態で測定されたオートレフラクトメータの値は全く信用できない．
- マイヤーリングの楕円状の歪みは角膜乱視の存在を示し，正円形ではなく三角おにぎり状の歪みは円錐角膜を疑わせる所見である．視力不良の原因診断の助けになる．

● **オートトラッキング機構が作動しない程度に正しくトラッキングする**
- モニター画面に瞳孔が映るところまで測定系に近づくと自動的に調整する機能が作動し，瞳孔中心付近に装置の測定中心を移動させて，測定を開始するシステムがオートトラッキング機構である．
- この機能では，測定系の中心付近に視線がきたところで測定を開始するので，視線方向に完全に一致したところで測定を開始するとは限らない．
- オートトラッキング機構が作動しない程度に，正確に検者が操作することが望ましい．

3．測定時に観察すること

● **中間透光体に測定系を遮るものがない**
- 測定中のモニター画面には，赤外線で徹照した映像が映し出されている．
- 白内障や硝子体混濁があれば，それらの影も映し出されている．視力不良の原因診断の助けになる．

● **瞳孔の動きの観察（雲霧機構作動後の縮瞳がすみやかに回復）**
- 測定装置の視標をしっかり見ている眼は，雲霧機構が作動すると瞬時に毛様体筋が収縮すると同時に瞳孔径が小さくなる．その後，瞳孔径がじわっと大きくなる．
- この瞳孔径が縮瞳から散瞳に転じた後に測定された屈折度数には，調節の介入が少ない．
- 調節緊張症などの眼では，一度小さくなった瞳孔がなかなか大きくならない．
- 縮瞳したままの状態で測定された屈折度数は，調節の介入が大きく近視寄りの値が記録され，信頼度は低い．

- リラックスするように優しく声かけをしただけで，緊張が解除されることも少なくない．
- 数回の測定で屈折度数に変動がない
- 1回雲霧ごとに1回測定する通常モードで数回測定した値にばらつきがない場合の屈折度数はある程度信頼でき，次に続く自覚的屈折検査に利用できる．

4 自覚的屈折検査を利用した矯正視力測定

自覚的屈折検査を行う前に

調節とは

- 自覚的屈折度数とは，眼鏡レンズで最良の視力が得られる最弱度の矯正度数である．
- 生体の屈折には必ず調節が介入している．
- ピント合わせのための調節機能は自律神経によって制御されており，交感神経と副交感神経の両方が関与している．
- 調節力が十分にある眼では，どこを見るともなくボーッと遠くを見ているときには，遠点にピントが合った状態ではなく，遠点から1.00ジオプトリー(D)くらい近方にピントが位置しているといわれており，生理的緊張状態あるいは調節安静位と呼ばれている．
- 調節安静位から遠方に向かう調節はわずかであるが存在し，負の調節と呼ばれている．反対に，近方に向かう調節は正の調節と呼

ぶ．通常は，これらを合わせて調節と呼んでいる．

自覚的屈折検査の注意点

- 自覚的屈折検査を行うときに，ボーッと視標を見れば調節安静位で見てしまい，本来の遠点屈折度数よりも 1.00 D くらい近視寄りに測定されてしまう可能性がある．
- ピントが合わずにぼけて見える視標を一生懸命注視すれば，正の調節が誘発されて，さらに近視寄りの値を得てしまう危険性がある．
- 乱視眼の場合，裸眼視力は不安定で，信頼度は低い．正確な値を得ようと，がんばってしまうと調節が強く介入し，次の矯正視力測定に影響が出てしまう．提示視標の性質（視標に縦方向成分が多いか横方向成分が多いか）によって視力値が大きく異なることがあるが，気にしないで検査を速やかに終了する．

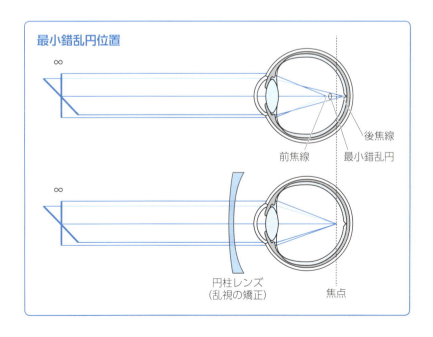

最小錯乱円位置

- 従来の自覚的屈折検査では先に最小錯乱円位置をピント位置に調整する矯正度数を求めるが，乱視によるぼけ像のために調節が誘発され，全体に近視が強まり，最小錯乱円位置は正しい矯正度数よりも近視寄りに位置している．先に乱視を矯正することによって，調節の介入が少なくなり，ピント位置が安定する．
- オートレフラクトメータが普及する前は，被検眼の屈折度数の手がかりが全くなかったので，先に最小錯乱円矯正を求めてから乱視矯正する方法もしかたのないことであった．しかしオートレフラクトメータが利用できる現在では，被検眼のおおよその屈折度数が自覚的屈折検査以前にわかっているので，それを使わないすべはない．
- 「3. 他覚的屈折検査を利用した矯正視力測定」(p.14参照)に述べた，細心の注意を払って得られたオートレフラクトメータの屈折度数にも調節緊張が介入している可能性が高いが，円柱レンズ度数は比較的適正なデータであることが多い．
- したがって，自覚的屈折検査を行うときに，先にオートレフラクトメータの値から円柱レンズ度数を決定し，球面度数のみで自覚的屈折検査を進めると，乱視のぼけ(錯乱円)による調節を排除でき，迅速に調節介入の少ない屈折度数を得ることができる．

検眼枠の選択

- 自覚的屈折検査では眼鏡レンズを用いるので，被検者に適した検眼枠を選択する必要がある．
- 最初に，被検者の瞳孔間距離を測定する．瞳孔間距離はメジャーを用いて，対面法で容易に測定することができる．

対面法による瞳孔間距離の測定

①検者の左眼の前に検者の人差し指を立てて，指先を見てもらう．
②被検者の右眼の瞳孔中心にメジャーの「0」を設定する．
③次に，検者の指を検者の右眼の前に移動させる．
④検者の指先を見ていてもらい，被検者の左眼の瞳孔中心の位置の目盛りを読み取る．

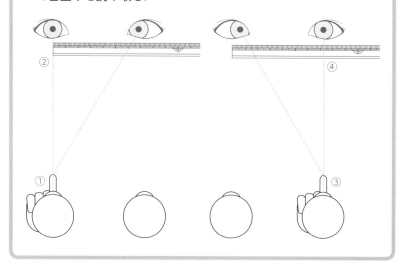

- 検者より被検者のほうが明らかに瞳孔間距離が長い場合には，注視してもらう指先の位置を若干外側寄りに設定し，反対に検者より被検者のほうが明らかに瞳孔間距離が短いときには，注視してもらう指先を若干内側寄りに設定する．
- 検眼枠は 2 mm ステップで設定されていることが多い．そのため，ちょうどよい長さのものがない場合には，近視では長く，遠視では短く近似して使用する．レンズの偏心によるプリズム効果で生じる眼球の内寄せを抑え，輻湊調節に配慮するためである．

レンズ交換法による矯正視力測定

- レンズ交換法を用いる理由は，矯正視力測定時にできる限り調節を排除するためである．
- 特に遠視は裸眼になると，裸眼で遠くが一番よく見えるように調節し，正視眼をつくってしまうので，遠視が検出できなくなる．
- 同様に近視眼でも，実際の近視よりも強い度数のレンズを透して見てしまうと，強過ぎるレンズを透して遠くがちょうどよく見えるように調節を働かせて，近視を強めてしまう傾向にある．
- レンズ交換法を正しく行うことによって，矯正視力測定時の調節介入を極力おさえることができる．

レンズ交換法のポイント

①測定中のレンズがプラスレンズであれば，交換するレンズを検眼枠に装入してから前のレンズを抜き取る．

レンズ交換法（遠視の場合）：レンズⒶからレンズⒷに交換するとき

①レンズⒶで矯正している状態

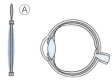

②レンズⒶの前にレンズⒷを重ねる

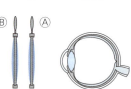

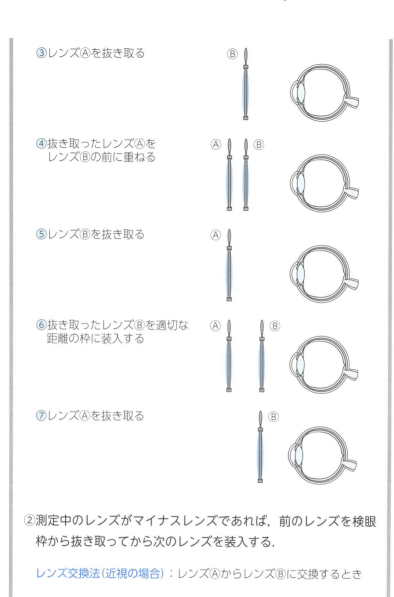

②測定中のレンズがマイナスレンズであれば，前のレンズを検眼枠から抜き取ってから次のレンズを装入する．

レンズ交換法（近視の場合）：レンズⒶからレンズⒷに交換するとき

①レンズⒶで矯正している状態

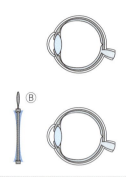

②レンズⒶを抜き取る

③レンズⒷを装入する

乱視の検出

- 通常はオートレフラクトメータで容易に検出でき，円柱レンズ度数が±0.00 D でなければ乱視が存在する．
- 時に，オートレフラクトメータの測定値が不安定で，オートレフラクトメータ値を用いても良好な矯正視力が得られないことがある．このような場合には，自覚的に乱視を検出する必要が出てくる．
- 自覚的に乱視を測定するには，スリット板，乱視表，クロスシリンダによる方法がある．
- 自覚的な乱視を最も簡便に求められるのは，スリット板を用いる方法である．

スリット板を用いる方法

- 球面レンズのみで最もよく見える最も遠視寄りの度数が，最小錯乱円矯正（等価球面矯正）である．

- スリット板を用いて乱視を検出・定量するためには，まず最小錯乱円矯正の度数から－1.00 D を減らして検眼枠に入れ，その上にスリット板を入れる．
- 次にスリット板を回転させて，視力表全体の見え方を問う．
- スリット板を回転させたときに歪みの方向が変わるだけで，視力表全体の見え方に変化がなければ，正乱視は存在しない．
- 視力表がぼけたり比較的明瞭に見えたりと，見え方に変化があれば，正乱視が存在する．
- 正乱視が存在する場合にはスリット板を回転させ，視力表全体が最も鮮明に見えるところでスリット板を止める．この際，検者がスリット板を回転させるよりは被検者に動かさせたほうがスリット板の位置を決めやすい．このときのスリット方向がマイナス円柱レンズの軸になる．
- この状態で，球面レンズ度数を増減して，最良視力が得られる最弱屈折度数を求める．これが自覚的屈折度数の球面レンズ度数(S1)になる．
- 最後にスリット板を 90°回転させて，最良視力が得られる最弱屈折度数(S2)を求める．
- S2 と S1 の差(S2－S1)の値が，自覚的屈折度数の円柱レンズ度数となる．

乱視表・クロスシリンダ

- 乱視の検出に乱視表およびクロスシリンダを用いる方法は，付録(p.228～231)を参照してほしい．

5 視力測定のフローチャート

- オートレフラクトメータの値を活用して自覚的屈折度数を求めていく方法は，測定の初期値を円柱レンズ度数はオートレフラクトメータの値より 0.75 D 弱く，軸度はオートレフラクトメータの値と同じ（10 度ステップで近似してもよい）に設定する．
- 球面レンズ度数はオートレフラクトメータの値に＋0.75 D の値を入れ，次のようなフローチャートに従って視力測定を開始するとよい．

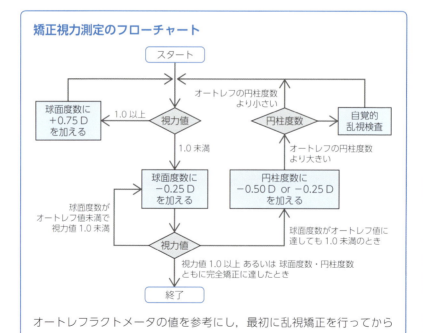

- 初期設定の状態ですでに 1.0 以上の視力値が出ていれば，球面レンズ度数にさらに＋0.75 D を加えて，一度は矯正視力値が 1.0 未満の状態にする．
- 視力値が 1.0 未満の矯正が得られたら，その後は−0.25 D ずつ加えていき，最良視力が得られる最弱屈折度数が得られたら測定は終了である．
- 球面レンズ度数がオートレフラクトメータの値に達しても視力値が 1.0 未満の場合は乱視矯正不足を考えて，円柱レンズ度数を増して，同様に検査を進める．
- 円柱レンズ度数がオートレフラクトメータの値に達しても，良好な矯正視力が得られない場合には，自覚的に乱視を測定することが必要になる(p.24「乱視の検出」参照)．
- このようにして最良視力が得られる最弱屈折度数を求めれば，このときの視力値は矯正視力であり，矯正度数は自覚的屈折度数となる．

Section 03 眼鏡・コンタクトレンズ度数の決定

1 "快適"な矯正度数の考え方

- 矯正の基本は眼鏡である．眼鏡で適切な矯正が得られるレンズ度数が決まれば，コンタクトレンズによる矯正も容易である．コンタクトレンズに特別な矯正度数の求め方があるわけではない．
- Section 02 で視力値と自覚的屈折度数を求めたが，これは片眼でそれぞれの眼がもつ最良視力値と最良視力値をもたらす矯正度数であって，眼鏡レンズとして適切な度数か否かはわからない．

片眼の視力矯正イメージ

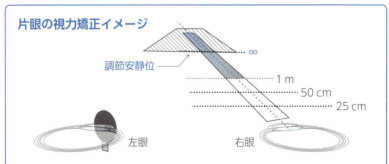

片眼を閉じると距離の情報が失われるので，遠方に向かう調節（負の調節）が起こりにくくなるため，ボーッと見た状態に陥り，調節安静位付近の屈折度数で視標を見てしまう可能性が生じる．このため－0.75～－1.00 D程度近視寄りに計測されることになる．

- 片眼での検査では距離の情報が失われるため，視標をボーッと見てしまい，調節安静位に近い屈折度数が得られている可能性が高い．
- 眼鏡として快適に使用できる矯正度数は，両眼で見た状態で測定することが望ましい．

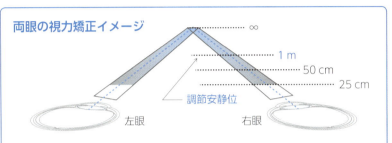

両眼の視力矯正イメージ

両眼開放で見ると距離感が出るので，遠方に向かう調節が起こり，遠点に近い自覚的屈折度数を測定することができる．

2 適正な矯正度数の求め方

- 生理的な緊張状態による調節の介入を排除するために，意識して遠くを見ているときの屈折度数が必要になる．
- 左右眼の屈折度数の差があまり大きくない場合（不同視眼ではない場合），眼鏡による適正な矯正度数を求めるには両眼同時雲霧法が有用である．

両眼同時雲霧法のポイント

- 左右眼に 2.00 D を超える屈折度数の差がないときに利用できる．
① Section 02 で求めた自覚的屈折度数の円柱レンズ度数と円柱レンズ軸はそのままを用いる．検眼枠の瞳孔間距離も自覚的屈折検査で用いたものをそのまま使用する．
② 球面度数は，Section 02 で求めた自覚的屈折度数に＋3.00 D を加えた度数のレンズを検眼枠に入れて準備をする．通常の雲霧法では 20 分程度の雲霧時間を設けるが，両眼同時雲霧法では，雲霧時間は設けないですぐに測定を開始してよい．
③ 両眼開放で視力表を見てもらい，視力値を確認しながら測定を進める．迅速な測定が精度を上げるので，字ひとつ視力表よりも字づまり視力表で上から 1 列に読ませたほうがよい．左右眼同時に－0.50 D を加えたレンズへの交換を繰り返し，視力値が 0.5～0.7 に達したところで，左右眼を交互に遮閉して "見え方に差がないか" を問う．ここで，"どちらの視力が良いか" を問うのではなく，見えるところまでの視力表の全体の鮮明さで比較してもらったほうがわかりやすい．もし，見え方に左右差があれば，最初の 1 回は見やすいと答えたほうのレンズ度数を－0.25 D 減じてバランスをとる．それでもまだ同じ眼が見やすいと答えた場合には，次からは見えにくいほうの眼に－0.25 D を加えて，左右眼の見え方のバランスをとる．もし，－0.25 D 変えたことによって見え方のバランスが逆転し，左右眼の見え方のバランスが整わない場合には，日常生活での利き目（何かの都合上，片眼で見なければならないときに使用する眼）が見やすい度数を採用する．

④左右眼のバランスをとった後からは，－0.25 D ずつ両眼同時に度数を加えていき，両眼で最良視力が得られる最弱屈折度数を求める．

⑤ここで得られた屈折度数を眼鏡として適正な矯正度数とする．

- ①～⑤の操作はできる限り迅速に行うことが大切で，理想的には 1 分 30 秒以下の時間で完遂するのが望ましい．そのためには使用したレンズを片付けている時間はなく，測定が終わってからまとめて片付けたほうがよい．

参照例：両眼同時雲霧法の手順

- 21 歳の男性，瞳孔間距離 63 mm

- Section 02 の手順で求めた自覚的屈折度数
  右 S－4.75 D ⊃ C－1.25 D Ax180°
  左 S－5.25 D ⊃ C－1.00 D Ax180°

同時雲霧の準備

- 瞳孔間距離 64 mm の検眼枠に，円柱レンズ 右 C－1.25 D Ax180°，左 C－1.00 D Ax180°を入れ，球面度数は＋3.00 D を加えた値のレンズを入れると，
  右 S－1.75 D ⊃ C－1.25 D Ax180°
  左 S－2.25 D ⊃ C－1.00 D Ax180°
  になる．ここで，両眼開放で視力値を測ると 0.1 未満であった．

- 両眼に－0.50 D を加えて，
  右 S－2.25 D ⊃ C－1.25 D Ax180°
  左 S－2.75 D ⊃ C－1.00 D Ax180°
  にする．このときの両眼視力値は 0.1．

- さらに，両眼に－0.50 D を加えて，
  右 S－2.75 D ⊃ C－1.25 D Ax180°
  左 S－3.25 D ⊃ C－1.00 D Ax180°
  にする．このときの両眼視力値は 0.4．

- さらに，両眼に－0.50 D を加えて，
   　　右 S－3.25 D ⊃ C－1.25 D Ax180°
   　　左 S－3.75 D ⊃ C－1.00 D Ax180°
  にする．このときの両眼視力値は 0.7．
  ここで，左右眼を交互に遮閉して見え方の差を問うと「左が見やすい」と回答した．

- 左眼の球面レンズ度数を－0.25 D だけ減じて，
   　　右 S－3.25 D ⊃ C－1.25 D Ax180°
   　　左 S－3.50 D ⊃ C－1.00 D Ax180°
  にする．左右眼を交互に遮閉しても「左右差は感じない」と回答．このときの両眼視力値は 0.5．

- ここからは両眼に－0.25 D を加えて，
   　　右 S－3.50 D ⊃ C－1.25 D Ax180°
   　　左 S－3.75 D ⊃ C－1.00 D Ax180°
  にする．このときの両眼視力値は 0.8．

- さらに，両眼に－0.25 D を加えて，
   　　右 S－3.75 D ⊃ C－1.25 D Ax180°
   　　左 S－4.00 D ⊃ C－1.00 D Ax180°
  にする．このときの両眼視力値は 1.0．

- さらに，両眼に－0.25 D を加えて，
   　　右 S－4.00 D ⊃ C－1.25 D Ax180°
   　　左 S－4.25 D ⊃ C－1.00 D Ax180°
  にする．このときの両眼視力値は 1.2．

- さらに，両眼に－0.25 D を加えて，
   　　右 S－4.25 D ⊃ C－1.25 D Ax180°
   　　左 S－4.50 D ⊃ C－1.00 D Ax180°
  にする．このときの両眼視力値は 1.2．

- 矯正度数を－0.25 D 上げても視力値が変わらなかったので，1 つ前の
   　　右 S－4.00 D ⊃ C－1.25 D Ax180°
   　　左 S－4.25 D ⊃ C－1.00 D Ax180°
  を適正矯正度数と決定する．

左右眼の屈折度数の差が 2.00 D を超える場合

- 不同視がある場合には，片眼ずつの雲霧法が役に立つ．しかし，幼小児や不同視があるのにこれまで左右眼を同等に矯正してきている例では，先に述べた両眼同時雲霧法を行ってみる．
- 左右眼の見え方のバランスをとる頃から両眼視での不快を訴える場合には，両眼同時雲霧法を採用しないで，片眼ずつの雲霧法による矯正度数を求める．

片眼ずつの雲霧法

- 初期設定は両眼同時雲霧法と同じであるが，矯正は片眼ずつ行う．
① Section 02 で求めた自覚的屈折度数の円柱レンズ度数と円柱レンズ軸はそのままを用いる．検眼枠の瞳孔間距離も自覚的屈折検査で用いたものをそのまま使用する．
② 球面度数は，Section 02 で求めた自覚的屈折度数に＋3.00 D を加えた度数のレンズを検眼枠に入れて準備をする．片眼ずつの雲霧法では，20 分程度の雲霧時間を設ける．
③ 最初に右眼のレンズ度数を－0.50 D だけ加えて，視力値を測定する．左眼はそのまま開放した状態でよいが，左眼が右眼の視力の邪魔をして見えにくいと訴える場合には，左眼を遮閉してもよい．特に不満が出なければ，開放のままがよい．
④ さらに右眼に－0.50 D を加えて，視力値が 0.5〜0.7 に達したら，その後は－0.25 D ずつ加えていく．
⑤ －0.25 D を加えても視力値が上がらない状態に達したら，その 1 つ前が最良視力をもたらす最弱屈折度数である．これを片眼で

の適正矯正度数とする．

⑥次に，左眼について同じことを行うが，右眼の測定で調節緊張が加わっている可能性があるので，検眼レンズを初期状態に戻して，数分してから左眼の測定を開始することが望ましい．

3 眼鏡・コンタクトレンズの試し装用

眼　鏡

不同視がある場合

- 以前から左右眼が同程度に矯正されて快適に装用している例では，不同視がない場合と同じように矯正を試みてよい．
- しかし，同程度の視力になるように両眼を矯正された眼鏡では不快を訴える例では，片眼ずつの雲霧法で得られた矯正度数を用いる．利き目はそのままの度数を用い，非利き目は，適正矯正度数から－0.75～－1.25 D を減じたモノビジョン矯正を行うと快適に装用できる．
- 特に，眼鏡レンズに組み込み可能なプリズム量を超えた斜位がある場合には，モノビジョン矯正が奏効する．

不同視がない場合

- 両眼同時雲霧法で求めた適正矯正度数のレンズを検眼枠に入れ

- て，試し装用を行う．
- 片眼ずつの見え方を決して比べさせないで，両眼で見て，快適に使用できるか否かを体感してもらうことが大切である．
- ただし，これまで過矯正気味の矯正を行っていた近視眼では，両眼同時雲霧法で得た矯正度数では不足を訴えることがある．この場合は，両眼に－0.25 D を加えてみる．それでも見え方に不満があるようなら，さらに－0.25 D を加えてみるが，これによって Section 02 で測定した自覚的屈折度数を超えてしまうような場合は，輻湊調節（斜位近視）が関与している可能性があるので，眼位の検査を行う必要がある．

初めて眼鏡を使用する場合

- ある程度快適に装用を開始できる眼鏡レンズ度数は，近視なら－1.75 D，遠視なら＋1.00 D までである．
- 適応性に優れた人でも，近視で－3.00 D，遠視で＋1.75 D を超えると，不快を訴えることが多い．
- もちろん幼児期は，適応力が非常に高いうえ弱視予防の目的もあるので，完全矯正を目指す．

使用している眼鏡の度数を変更する場合

- 度数を増す場合は，近視で－1.75 D，遠視で＋1.00 D 程度である．
- 度数を減じる場合は，特に限界はない．

コンタクトレンズ

- トライアルレンズを装用すると，それだけで調節緊張が強まる例もあるので，トライアルレンズを装用してから矯正に必要な度数を探すのはお勧めしない．あらかじめ，適正矯正度数を決定しておく．
- 両眼同時雲霧法や片眼ずつの雲霧法を用いて適正な眼鏡度数を求め，これをコンタクトレンズ度数に置き換えるだけでよい．とても簡単である．

ソフトコンタクトレンズ

1．度数決定

- -0.75 D を超える乱視がなければ，適正な眼鏡度数の球面レンズ度数をコンタクトレンズ度数に置き換えるだけでよい．この操作が，頂点間距離補正である．

● 頂点間距離補正

- 眼の屈折度数は，眼前 12 mm の位置に置いた眼鏡レンズの度数で決められている．
- レンズは置かれる位置と眼からの距離によって度数が変化する．眼に近づければ近視度数は強まるし，眼から遠ざければ近視度数は弱くなる．これは多くの人が体験していることである．
- たとえば，現在掛けている眼鏡で遠くがよく見えないときに眼鏡を裏返して見ると，多くの場合でよく見える．これは，通常の掛け方では鼻パッドがあるために眼とレンズの位置は固定されるが，裏

Section 03　眼鏡・コンタクトレンズ度数の決定

返して眼に近づけると何も妨げるものがないので，角膜に接触する寸前まで近づけることができる．このため，矯正度数が増加する．
- 反対に，通常の眼鏡で手元が見えにくくなってきた人は，眼鏡を前に引き出し俗にいう"鼻眼鏡"にして見ている．これは矯正度数を減らして，近くを見やすくしているのである．
- 眼からレンズまでの距離でどのくらいの度数が変わるかというと，

$$Dcl = \frac{Dsp}{1 - d \cdot Dsp} \quad \left(\begin{array}{l} Dcl：コンタクトレンズ度数 \\ Dsp：眼鏡レンズ度数 \end{array} \right)$$

となる．ここでdは頂点間距離を表す．通常は12 mmであるが，m（メートル）単位で扱うので，dは0.012となる．

頂点間距離補正の計算式

眼鏡レンズ度数 Dsp
焦点
焦点距離 Lsp
コンタクトレンズ度数 Dcl
頂点間距離 d
焦点距離 Lcl

$$Lsp = \frac{1}{Dsp} \quad Lcl = \frac{1}{Dsp} - d \quad Dcl = \frac{1}{Lcl} = \frac{1}{\frac{1}{Dsp} - d}$$

眼鏡は角膜から12 mm離れているが，コンタクトレンズは角膜に接している．そのため，眼鏡と同じ矯正効果を得るコンタクトレンズは，眼鏡レンズよりも焦点距離が12 mm短いレンズになる．

- たいていはコンタクトレンズのフィッティングマニュアルなどに頂点間距離補正表が載っているので，それを参照すればよい．

頂点間距離補正

眼鏡レンズ	眼前 12 mm		眼鏡レンズ	眼前 12 mm	
	−	+		−	+
3.00	3.00	3.25	9.00	8.00	10.25
.25	3.00	3.50	.25	8.25	10.50
.50	3.25	3.75	.50	8.50	11.00
.75	3.50	4.00	.75	8.50	11.25
4.00	3.75	4.25	10.00	8.75	11.50
.25	4.00	4.50	.50	9.25	12.25
.50	4.25	4.75	11.00	9.50	13.00
.75	4.50	5.00	.50	10.00	13.50
5.00	4.75	5.25	12.00	10.25	14.25
.25	5.00	5.75	.50	10.75	15.00
.50	5.00	6.00	13.00	11.00	15.75
.75	5.25	6.25	.50	11.50	16.50
6.00	5.50	6.50	14.00	11.75	16.75
.25	5.75	6.75	.50	12.25	18.00
.50	6.00	7.00	15.00	12.50	18.75
.75	6.25	7.50	16.00	13.25	20.75
7.00	6.50	7.75	17.00	13.75	22.00
.25	6.50	8.00	18.00	14.50	23.75
.50	6.75	8.25	20.00	15.75	
.75	7.00	8.75	25.00	18.75	
8.00	7.25	9.00			
.25	7.50	9.25			
.50	7.75	9.50			
.75	7.75	10.00			

眼鏡レンズ度数をコンタクトレンズ度数に補正するときに，近視では「−」の度数を，遠視では「＋」の度数を採用する．

●−1.00 D 以上−3.50 D 以下の乱視がある場合

- 適正な眼鏡矯正度数を経線方向成分に分けて頂点間距離補正を行う必要がある．

> **参照例：眼鏡矯正度数が S−7.00 D ⊂ C−1.50 D Ax180°の場合**
>
> ・弱主経線方向(180 度方向)は−7.00 D であり，これの頂点間距離補正は−7.00÷(1−0.012×−7.00)＝−6.458 D であるので，コンタクトレンズの矯正に必要な 180 度方向の矯正度数は−6.50 D とする．
> ・強主経線方向(90 度方向)は−7.00＋(−1.50)＝−8.50 D であり，これの頂点間距離補正は−7.713 D であるので，コンタクトレンズの矯正に必要な 90 度方向の矯正度数は−7.75 D とする．
> ・乱視度数は強主経線方向の度数と弱主経線方向の度数の差であるため，コンタクトレンズで矯正する乱視度数は−7.75−(−6.50)＝−1.25 D となる．
> ・したがって，コンタクトレンズの矯正に必要な矯正度数は，S−6.50 D ⊂ C−1.25 D Ax180°となる．

- この値に最も近似する度数の乱視用ソフトコンタクトレンズを装用する．もし，円柱レンズ軸が不安定な場合は，別のデザインの乱視用ソフトコンタクトレンズを試してみる．
- 円柱レンズ軸の安定方法には大きくダブルスラブオフタイプとプリズムバラストタイプがあるが，メーカーによってレンズデザインが異なるので，最も軸安定の良いデザインのレンズを選択する．
- −3.50 D を超える乱視がある場合は，「両面トーリックハードコンタクトレンズ」(p.45)を参照．

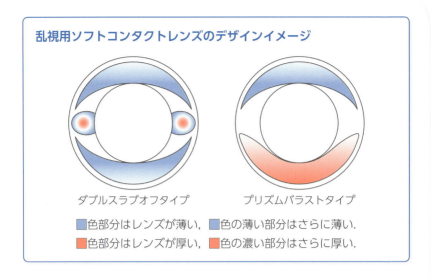

乱視用ソフトコンタクトレンズのデザインイメージ

ダブルスラブオフタイプ　　　プリズムバラストタイプ

■色部分はレンズが薄い，■色の薄い部分はさらに薄い．
■色部分はレンズが厚い，■色の濃い部分はさらに厚い．

2．ベースカーブ選択

- 処方するソフトコンタクトレンズの理想的なベースカーブは，角膜の弱主経線曲率に 0.8〜1.0 mm を加えた値である．
- 角膜の弱主経線曲率が 7.80 mm であれば，8.6〜8.8 mm のベースカーブが理想である．このトライアルレンズを装用して，フィッティングを確認する．

● **フィッティングの確認**

- まず，正面視で瞬目を行い，レンズの動きが確認できることが最も大切である．
- 正面視で動きが確認しにくい場合には上方視で瞬目をして，瞬目ごとに 0.5〜1.0 mm 程度動けば理想的である．
- 上方視でもほとんど動きが確認できない場合には，タイトフィットで固着している可能性がある．このようなときには正面視に戻して，プッシュアップテストを行ってみる．

> **プッシュアップテスト**
>
> ・人差し指で下眼瞼縁を押し上げて，コンタクトレンズを上方にずらしてみる操作である．レンズがスムーズに上方にずれて，指を離した後，レンズがスムーズに下方に動き元の位置に戻ればフィッティングは良好である．
> ・固着している場合，指でレンズを押し上げてもなかなか上方にずれず，さらに力を入れてずらそうとすると，レンズが波打って上方にずれて角膜に張り付く．指を離してもその場にとどまり，すぐには元の位置に戻らない．

- プッシュアップテストで固着が確認されれば，そのレンズは処方してはいけない．もう少しベースカーブをフラットにして，再びフィッティングを確認する．
- 上方視でレンズが下方にずれすぎる場合には，もう少しフラットなベースカーブに変更する．
- 正面視でレンズが上方や左右にずれすぎる場合には，もう少しスティープなベースカーブに変更する．
- 最近のソフトコンタクトレンズはベースカーブの大きさに選択肢が少ないので，どのレンズを試しても良好なフィッティングが得られない場合には，従来型のレンズで適切なフィッティングが得られるデータのソフトコンタクトレンズを注文する必要がある．フィッティング不良のため適切な矯正度数が提供されず，眼精疲労に陥っている症例は多い．注意してほしい．

ハードコンタクトレンズ

- 乱視は一般的に，全乱視＝角膜乱視＋残余乱視である．角膜乱視

と全乱視の大きさがほぼ同じ場合には，通常の球面ハードレンズでは－3.75 D 程度までの乱視矯正は可能である．

1. ベースカーブ選択

- ハードレンズでは，先にベースカーブを決定する．ベースカーブの選択は諸説あるが，角膜の弱主経線曲率と角膜乱視量から最初のトライアルレンズを決定する方法を推奨する．
- 角膜乱視が－0.75～－1.25 D であれば，角膜の弱主経線曲率に一致するカーブを選択する．角膜乱視が－0.75 D 未満であれば，弱主経線曲率に 0.05 mm 加えた値を選択し，－1.25 D を超える角膜乱視がある場合には弱主経線曲率から 0.05 mm 減じた値を，さらに－2.00 D 以上の角膜乱視がある場合には弱主経線曲率から 0.10 mm 減じた値を選択する．

ベースカーブの選択	
角膜乱視	ベースカーブ
－0.75 D 未満	弱主経線曲率＋0.05 mm
－0.75～－1.25 D	弱主経線曲率に一致
－1.25 D 超	弱主経線曲率－0.05 mm
－2.00 D 以上	弱主経線曲率－0.10 mm

- トライアルレンズを装用してフルオレセイン染色を行い，フィッティングを確認する．スティープやパラレルなフィッティングの場合，角膜とコンタクトレンズの間に均一な染色が得られるようなベースカーブを選択し直す．

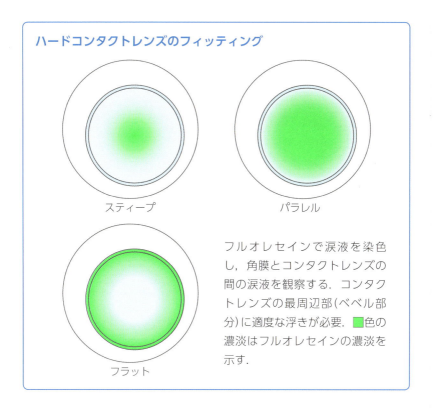

2. 度数決定

- 最適なフィッティングが得られるベースカーブが決まったら，次はコンタクトレンズの度数を決める．
- ハードコンタクトレンズでは，頂点間距離補正値から角膜とコンタクトレンズの間にある涙が作るレンズ（涙液レンズ）を減じて決定する．
- 涙液レンズ（D）は，

$$337.5 \times \left(\frac{1}{\text{ハードコンタクトレンズのベースカーブ}} - \frac{1}{\text{角膜の弱主経線曲率}} \right)$$

で求められる．

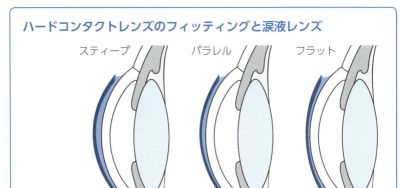

ハードコンタクトレンズのフィッティングと涙液レンズ

スティープ　　　　パラレル　　　　フラット

涙液レンズ　凸レンズ　　レンズなし　　　凹レンズ

参照例：ハードコンタクトレンズの度数決定

- 眼鏡による適正矯正度数：－6.00 D，角膜弱主経線曲率：7.90 mm，最適なフィッティングが得られるハードコンタクトレンズのベースカーブ：7.95 mm
- 眼鏡（－6.00 D）の頂点間距離補正値＝－5.597 D　……①
- ベースカーブ 7.95 mm と角膜の弱主経線曲率 7.90 mm の角膜が作る涙液レンズは
  　　涙液レンズ＝337.5（1/7.95－1/7.90）
  　　　　　　　＝－0.269 D　……②
- ハードコンタクトレンズの度数は
  　　①－②＝－5.328 D
- －3.00 D のトライアルレンズを装入して，検眼枠で検眼レンズ（－2.25 D）を準備して見え方を確認する．
- 見え方に不満がなければ，ハードコンタクトレンズの度数は－5.25 D で決定する．見え方に不満がある場合には，±0.50 D の範囲で増減してみる．

両面トーリックハードコンタクトレンズ（−3.50 D を超える乱視がある場合）

- 強度の角膜乱視は，眼鏡レンズで良好な視力が得られても快適な視界は得られない．
- 強度乱視を眼鏡レンズで矯正した場合，レンズの中心から離れた部分では乱視は適切に矯正されておらず，快適に見えるのはレンズ中心のわずかな範囲だけである．
- 強度乱視が正乱視であれば，両面トーリックハードコンタクトレンズを勧める．両面トーリックハードコンタクトレンズは，以下の手順で行えば容易に処方できる．

1. ベースカーブ①の決定

- 最初に，角膜の弱主経線に近い曲率のベースカーブをもつ球面ハードコンタクトレンズのトライアルレンズを装用する．
- 角膜に対しては非常にフラットなので，装用感が悪く，異物感が強くて開瞼できないようなら，点眼麻酔薬を使用する．

● **フルオレセイン染色**

- フルオレセイン染色を行い，着色が薄い部分の染色パターンを観察する．

❶帯　状

角膜の弱主経線方向のフィッティングはパラレルである．

❷ビヤ樽状

フィッティングがフラットであるので，ベースカーブをスティープ(ベースカーブの数値が小さいもの)に変更する．

❸糸巻き状

フィッティングがスティープであるので，ベースカーブをフラッ

ト(ベースカーブの数値が大きいもの)に変更する．

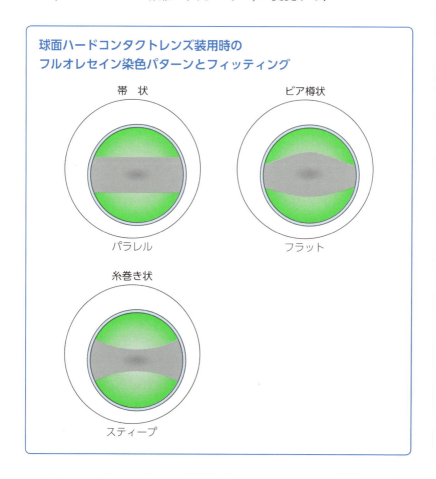

球面ハードコンタクトレンズ装用時の
フルオレセイン染色パターンとフィッティング

帯状 — パラレル
ビア樽状 — フラット
糸巻き状 — スティープ

- パラレルなフィッティングが得られるベースカーブ①(B.C.1)が決まったら，その状態で矯正視力検査を行い，追加矯正度数(P)を求める．
- 追加矯正度数に乱視度数が必要な場合には，円柱レンズ度数(C)は必ず角膜弱主経線方向に一致させて求める．
- これらの値が決まったら，トライアルレンズを外して，後は次の計算を行う．

2. ベースカーブ②の決定

- 両面トーリックハードコンタクトレンズは，2つのベースカーブが必要である．ベースカーブ①はB.C.1で決まっている．もう一つのベースカーブ②(B.C.2)は，角膜の曲率半径から求める．
- 角膜の弱主経線曲率半径がK1(mm)で，強主経線曲率半径がK2(mm)である場合，B.C.2は

$$B.C.2 = K2 + (B.C.1 - K1) + 0.05 \sim 0.09$$

- この式の意味は，B.C.2とK2の関係をB.C.1とK1の関係よりも0.05～0.09大きく設定することである．

3. 度数決定

- レンズの度数を決定するにあたり，球面度数(P_S)と円柱レンズ度数(P_C)が必要である．
- P_Sは通常の球面ハードレンズの度数同様に，トライアルレンズ度数に追加矯正度数(P)を頂点間距離補正した値である．

$$P_S = トライアルレンズ度数 + Pの頂点間距離補正値$$

- P_Cは

$$P_C = 337.5 \left(\frac{1}{B.C.1} - \frac{1}{B.C.2} \right) + C$$

(C：追加矯正に要した円柱レンズ度数)

で算出する．
- レンズサイズは通常9.0 mmでよい．

- 一度，ソフトコンタクトレンズの装用感に慣れると，ハードコンタクトレンズの装用感にはなじみにくくなるので，強度の正乱視眼を見つけたら躊躇することなく，両面トーリックハードコンタクトレンズを処方してほしい．

4 眼鏡やコンタクトレンズの試し装用中に不満が生じる場合の対処法

眼　鏡

- 訴えが視力（見え方）ではなく，「くらくらして気分が悪くなりそうだ」という場合には，不快がなく装用できそうな度数まで弱くして処方する．その度数に慣れた頃（1〜3ヵ月後）に必要な度数に上げることを患者さんへ説明し，ひとまず弱い度数で処方する．
- 両眼同時雲霧法で得られた矯正度数で試し装用を行っているときに遠方の見え方に不満が生じる場合，片眼の自覚的屈折度数に満たないときにはマイナス度数を加えて調整を行う．片眼の自覚的屈折度数を超えた度数を要求されるようならば，調節異常や眼位異常が関与している可能性があるので，眼鏡の処方を中断して，近視過矯正になりそうな原因を探す．
- 調節緊張症や調節けいれんがあれば点眼治療を行い，原因疾患が治癒した後に眼鏡の処方を再度検討する．
- 眼位異常がある場合には，プリズムレンズを用いるなど，斜位近視の介入を防ぐ対策が必要である．

Section 03 | 眼鏡・コンタクトレンズ度数の決定

コンタクトレンズ

- 見え方に不満を訴えるときには，コンタクトレンズのフィッティングを確認する．
- フィッティングがスティープな場合には，涙液レンズが瞬目ごとに度数を変えるために矯正が不安定になることがある．コンタクトレンズのベースカーブを変えて，涙液レンズがプラス度数を作らないようなレンズ選択を行う．
- センタリングが悪い場合にもレンズが角膜上で動きすぎて，コンタクトレンズの光学部分が瞳孔領から外れ，正しく矯正されない場合がある．この場合にも，正しいフィッティングが得られるレンズに変更する必要がある．
- 装用の違和感を訴えるときには，フィッティングを確認する．フィッティングが適切でなければ，正しいフィッティングが得られるレンズに変更する．フィッティングに問題がなければ，コンタクトレンズの初期の違和感は装用に慣れれば消退することが多いことを伝えて経過をみる．

- 眼鏡・コンタクトレンズともに，見えにくいからと言われて，度数だけ増やすのは禁物である．

04 Section 屈折異常と症状別の処方ポイント

1 遠視

- 遠視は裸眼の視力が良好であるために，"良い眼"と思われる傾向にあり，遠視の存在に気付いていないことも多い．
- 眼精疲労を発症して，初めて眼科を受診する場合も少なくないが，それでも，単なるドライアイなどと診断されて放置されていることも多い．
- 眼精疲労の原因が眼鏡やコンタクトレンズが処方されていない未矯正の遠視である場合が，最も多い．

> **遠視の眼鏡処方が難しい理由**(p.64 コラム参照)
>
> 　遠視に眼鏡を処方するのが容易ではないのは，眼鏡を処方しても，裸眼よりも遠方の見え方が悪くなってしまうためである．また，装用してすぐに裸眼と同じ程度に遠くがよく見えるような矯正を提供しても，調節負荷による毛様体筋の疲労を和らげることはできず，眼鏡装用によるメリットを患者さんが全く自覚できないため，装用を継続できない．

- パソコンやスマートフォンなど近方を見続ける機会が多くなっている現代社会では，屈折矯正の基本は遠視矯正にあるといっても過言ではない．遠視眼に適切な矯正を提供する技術があれば，近視の矯正はきわめて容易である．

処方のポイント

- 両眼同時雲霧法で得られた矯正度数の眼鏡を装用して，遠方の見え方に妥協が得られれば，その度数で処方する．この場合にも，装用直後には遠方の見え方は裸眼よりも見えにくく不安定だが，眼鏡レンズを通して遠方を見ることに慣れると，遠方の見え方が徐々に良くなることを十分に説明し，理解してもらう必要がある．
- 遠視の眼鏡を装用していても，遠方を眼鏡レンズの外から見ているような掛け方では，いつまでたっても眼鏡を通して快適な見え方にはならないことを伝える．
- 両眼同時雲霧法で得られた矯正度数では遠くの見え方が悪いと訴える場合には，遠方を見るのに不満が生じないところまで遠視度数を減らして，低加入度数の累進屈折力レンズを用いて処方する．
- 上部から下部にかけて屈折力が徐々に変化する累進屈折力レンズの中央部分で遠視を完全に矯正できるように処方することで，装用しやすく，調節にかかる毛様体筋の負荷を減じることができる．
- この場合には，レンズによる視野の歪みや，足元の遠近感が裸眼とは異なることによる不快感が生じるが，装用に慣れることで気にならなくなることを十分に説明しておく必要がある．

2 近 視

- 近視は遠方視力に対する患者さんのコンプレックスが強いため，眼鏡やコンタクトレンズの処方を希望するときに，遠方が最大限に見える視力矯正を望むことが多い．これに振り回されると，適切な矯正を提供できない．
- 過矯正になったときの遠方視は非常にシャープに見えるため，その見え方が適正だと思ってしまうと，過矯正による眼精疲労を引き起こす．両眼同時雲霧法で的確に適正矯正度数を求めて処方することが大切である．
- 一度過矯正を経験した近視眼は遠視眼と同じように反応し，適切な矯正では遠方視力に不満を訴えるようになる．
- 近視過矯正は，容易に頭痛や肩こりを発症する．
- 遠視眼と同様に，近視過矯正も眼精疲労を発症しやすい．疲労の強さは毛様体筋の筋力に依存する．

処方のポイント

- 自覚的屈折検査を慎重に行い，過矯正のシャープな見え方を経験させないことが大切である．両眼同時雲霧法で得られた矯正度数で満足してもらえるように指導する．
- 眼精疲労を訴える症例で，どうしても過矯正の見え方を望む場合には，遠視眼同様に累進屈折力レンズを用いて，近方視時にかかる調節の負荷を軽減するような配慮が必要である．

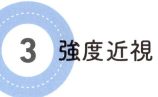
3 強度近視

- 眼鏡を使用しないで我慢しているうちに近視が強度に達すると，十分な矯正視力が得られるレンズの眼鏡に対して，歪視や像の揺れなどを強く意識して装用できない．
- 初めて装用可能な近視眼鏡の度数は個人差もあるが，最大で－2.75 D 程度までである．－3.00 D を超えると，適応性に優れた人でも不快を訴えることが多い．
- 眼鏡を使用しないでこの度数を超えている場合には，矯正視力はそれほど良くなくても，いったん－2.75 D 程度の度数で眼鏡を作製する．眼鏡の装用に慣れた後に，度数を増やして，徐々に良好な矯正視力が得られる度数の眼鏡を処方するなど，段階的に矯正度数を強める必要がある．

処方のポイント

- 強度近視を眼鏡で矯正すると，網膜像が小さく見えるために，視力検査の視標も小さく見える．このため，網膜視力に対して実際の視力値が低くなってしまい，良好な視力値が得られる矯正を行うと過矯正になりやすい．
- 過矯正は眼精疲労の原因になりやすいので，視力値にこだわらず適切な矯正を提供することが大切である．

4 乱視

- 乱視は，光軸上の平行光束の縦方向と横方向でピントが合う距離が異なる状態である．眼瞼を細めて見るとそれなりに見え方が改善するために，見えにくい状態であることを自覚していないことも多い．
- しかし，数字ならば3，6，8の読み間違いが生じるなど，作業効率が低下していることも多く，漢字の書き取りでも覚え間違いが多いなど，学習効率も低下する．
- 許容できる乱視量は－1.00 D 未満程度であり，－1.00 D を超える乱視は矯正したほうが望ましい．未矯正の乱視量が－2.00 D を超えると，眼精疲労の原因になりやすい．

処方のポイント

- 乱視だけであれば，視力値では全く不自由を感じていないことも多いので，眼鏡の装用に抵抗を示すこともある．
- 数字の読み間違いや漢字の覚え間違いなどの学習や作業の効率低下の話をすることで，眼鏡装用の必要性を理解してもらえる場合が多い．
- 乱視を矯正すると，丸い円が楕円に見えるなど不快を訴えることも多いが，装用に慣れることで視界の歪みは気にならなくなることを説明しておくことが大切である．

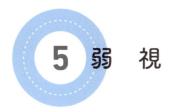

5 弱 視

- 一般には，視力発達時期は生後1歳半をピークに徐々に低下し，9歳程度で終了するといわれている．
- 弱視を発症しやすい屈折異常は，＋2.00 D 以上の遠視，−2.00 D 以上の乱視である．幼小児にこれを超える屈折異常を見つけたときには，できる限り早期に矯正を開始することが望まれる．
- 医学的弱視の場合，低年齢のうちに網膜の中心窩にピントを合わせ，視力の発達を促すことが大切である．
- 成人の眼精疲労の原因として，片眼の遠視で矯正してもすぐには良好な矯正視力が得られないために弱視と思われて未矯正のまま放置されている場合も少なくない．

処方のポイント

- 小児では，弱視を予防するために眼鏡の処方が必要である．弱視予防を目的に処方するときには，乱視は完全矯正を目指し，球面矯正度数は遠方ではなく，近方にピントが合いやすい度数を提供することが大切である．
- 成人で片眼の未矯正遠視が眼精疲労の原因になっているときには，たいていは不同視弱視のことが多い．この場合，眼鏡よりも網膜像の拡大縮小効果と歪曲収差の少ないコンタクトレンズのほうが望ましい．

6 不同視

- 左右眼の屈折差が概ね 2.00 D を超える状態を不同視というが，小児では弱視になりやすい．成人では，眼鏡で左右眼を完全矯正すると不等像視を生じて不快を訴えることがある．
- 不同視が不等像視を生じるか否かは，不同視の原因が軸性かあるいは屈折性かによって異なる．
- 不同視の原因が軸性の場合には，眼鏡レンズによる矯正で不等像視を生じにくく，コンタクトレンズによる矯正のほうが不等像視を生じる．
- 反対に不同視の原因が屈折性の場合には，コンタクトレンズのほうが不等像視を生じにくく，眼鏡レンズで不等像視が生じやすい．
- しかし，片眼の無水晶体眼などを除けば，完全な軸性あるいは完全な屈折性の不同視は存在しない．たいていの場合には軸性と屈折性が混在していることが多いので，不等像視が生じるか否かは，実際に矯正して確認する以外に方法はない．

処方のポイント

- 不同視の眼鏡矯正で不等像視が生じる場合には，コンタクトレンズによる矯正を試みる．それでもやはり不等像視が気になる場合には，不等像視が気にならない程度に左右眼の屈折矯正に差をつけたモノビジョン矯正を試みる．
- 症例によってはコンタクトレンズでモノビジョン矯正を行い，そ

のうえで眼鏡を用いて追加矯正することで快適な両眼視が得られる場合もある．見え方にこだわりがある場合には，コンビネーション矯正を試みてよいだろう．

7 眼位異常

- スマートフォンの普及後，急激に増えているのが眼位異常による眼精疲労である．
- もともと，小児では受験勉強を開始する時期に，勉強しようとすると頭痛が襲ってきて学習に集中できないと訴えて来院する場合が多い．外斜位のことが多いが，内斜位や上斜位の例もある．プリズム眼鏡を処方することで，症状は劇的に改善する．
- 成人でも25歳前後に，長期に続く倦怠感や頭痛，めまいなどを訴えて，頭部CTやMRIなどでも異常が指摘されず，神経内科や心療内科に通院している例が多い．
- 遠視眼では矯正されていないことが多く，近視眼では疲れを訴えるために低矯正に処方されていることが多い．
- これまでに，同じ模様が並んでいるタイルやブロックを見たときにふわふわする感じが起こったことがないか，本を読んでいるときに同じ行を何度も読みそうになったことがないか，などの問診が参考になる．
- 交代遮閉試験を行うことで，容易に確診できる．

処方のポイント

- 適切な眼位検査やプリズム順応検査を行い，必要なプリズムを入れた眼鏡を処方する．眼位を完全に中和するプリズム量よりもわずかに少なめのプリズム量で，十分に症状の改善が図れる．
- 小児では単焦点レンズにプリズムを加えただけの処方でよいが，成人では輻湊と調節の関係を崩さないために，累進屈折力レンズにプリズムを加えて処方するほうが快適な装用を可能にする．

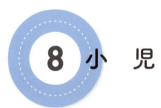

8 小　児

- 初めて装用する眼鏡の処方は，その子の一生に関わる重大な作業である．
- 眼鏡を使用しなかった，あるいは合わない眼鏡を使用したために，運動能力を伸ばせなかったり学習意欲がでない場合がありうる．その子の眼をどのように矯正するかは，その子の将来を左右する．

処方のポイント

- 乳幼児期の矯正の一番の目的は，弱視をつくらないことである．
- 幼児期以降学童期では，一般には学習能率を低下させない矯正，

遠方は必要程度に抑え，快適な近方視をサポートする矯正が重要である．
- しかし，スポーツ選手を目指す幼小児にあっては，スポーツに適した視力や両眼視を提供する矯正が必要である．
- 遠方視力が良好な矯正だけではなく，子どもの芽を伸ばすために，どのような矯正を提供するかが求められる．

9 老　視

- パソコンやスマートフォンが普及する以前は，老視は遠くがよく見える矯正状態で近くが見えにくくなってから矯正されていた．
- 携帯情報端末による情報の過密化に伴って，近方視をする機会が多くなり，老視に対する考え方も変わってきている．

老視の初期症状

- 老視の自覚症状は，個人の基本屈折値と矯正状態によって異なる．
- 未矯正の遠視眼と過矯正の近視眼では，日中の見え方には問題はないが，夕刻になると手元を見るときに少し離して見るような仕草が現れる．
- 過矯正の近視眼では，食事中や対談中に眼鏡を外す仕草が特徴的である．
- 軽度の遠視と適矯正の近視眼では，日中の見え方には問題はない

が，夕刻になると遠くが見えにくくなる．このために，仕事帰りに眼鏡を新調して，遠視眼であるのに近視の眼鏡が処方されたり，必要以上に強い度数の近視眼鏡が処方されて，眼精疲労に陥る症例も少なくない．

- 低矯正で軽度の近視眼は遠くがよく見えないことは承知しており，近くは見やすいので，初期症状は現れにくい．しかし，遠くが快適に見える矯正を提供すると，近くが見えにくいことをすぐに自覚できる．
- 中等度以上の遠視眼は若年者でも老視のような症状を訴えることが多く，個別的な対応が必要となり矯正に苦慮する．

老視の放置は要注意！

以前テレビの医学番組で，追突交通事故後に発症する"むち打ち症"の患者さんのなかに全身不調を伴う「Barré-Liéou 症候群」があり，適切な眼科的治療によって改善した症例を紹介してもらったことがある．その番組の放映直後に，全国から 123 名の患者さんが，「放映された Barré-Liéou 症候群に自分の症状が酷似しているので診てほしい」と訴えて来院された．なんとそのうちの 47％がただの老視であり，Barré-Liéou 症候群と診断できたのはたったの 4 例だった．老視を放置していただけで，Barré-Liéou 症候群に匹敵する重篤な全身症状に陥ってしまうことがあることに驚かされた．これを機に，"老視を軽んじてはいけない．老視は初期症状のうちに，累進屈折力レンズ眼鏡を用いて矯正するのが鉄則"と考えるようになった．

処方のポイント

- 「老視（老眼）」という言葉から受ける印象が悪いためか，老視という診断を受け入れようとしない患者さんも多い．調節機能解析装置のFk-mapを提示することで，老視対策に同意が得られることも少なくない．
- 長時間の読書を楽しむ場合には単焦点レンズの近用眼鏡が望ましいが，VDT作業やスマートフォンの使用時間が長く，眼の疲れや肩こりを自覚している場合には遠近両用の累進屈折力レンズ眼鏡が適している．疲れの症状がある場合に単焦点レンズの老眼鏡を処方すると，近くの見え方は改善するが，疲労の症状はかえって悪化することがある．
- 老視は初期症状の段階で，遠近両用累進屈折力レンズ眼鏡で対応するのが望ましい．初めて処方するレンズの加入度数は，39歳までならば＋1.00 D，40～45歳では＋1.25 D程度がよい．老視が進行した46～60歳では＋1.50 D，それ以降でも＋1.75 D程度に抑えておき，累進屈折力レンズ眼鏡に特有な視野の歪みや体動時の視野の揺れ，違和感に慣れた後に，その症例が必要とする加入度数に上げることで，遠近両用眼鏡の初期装用不良を少なくすることができる．
- 累進屈折力レンズ眼鏡は，必ず常用を勧める．掛けたり外したりの繰り返しでは，いつまで経っても眼鏡の装用に慣れない．常用することによって眼鏡が身体の一部と感じるようになったときに，初めて眼鏡の快適さを実感できる．起床直後に眼鏡を装用してから起き上がるのがお勧めである．
- 累進屈折力レンズは加入度数と累進帯長が同じであっても，レン

ズの銘柄が異なるだけで見え方や視野の歪み，体動時の違和感が大きく異なる．処方には必ずテストレンズを使用して，見え方を体験してもらい，満足できたテストレンズの銘柄を処方箋に示しておくことを推奨する．銘柄を記載することによって，処方箋を受ける眼鏡店で取り扱いがない場合に記載銘柄レンズと同等あるいは類似特性のレンズに不安なく変更することも可能になる．

10 スマホ老眼

- スマートフォンを長時間使用するようになって，若年者で老視と同じような症状を訴える症例が増加し，巷では"スマホ老眼"と呼ばれるようになっている．
- 症状は初期老視の訴えに酷似しており，近くを見ていて遠くを見ようとすると遠くにピントが合いにくい，あるいは手元にピントが合いにくいというものである．調節機能を見てみると，調節力が著しく低下している．
- 原因として多いのが，近視眼で眼鏡を掛けないで，長時間近くを見続けることによって，調節する習慣がなくなった状態である．次に多いのは，遠くがよく見える矯正状態で近くを長く見続けることによって，ピント合わせを行う毛様体筋が異常に興奮した状態(調節けいれん)である．

処方のポイント

- 調節する習慣がなくなっている場合には，遠くがよく見える矯正を急に行うと，手元が見えにくくなり，眼痛や頭痛を発症することがある．そのため，中距離にピントが合いやすい度数の眼鏡を処方し，慣れたところで適正度数に変更する．
- あるいは，スマホ老眼の症状を示すのが小児であっても，低加入度数の遠近両用累進屈折力レンズを処方すれば，最初から遠くがよく見える矯正を提供できる．
- 調節けいれん状態になっている場合には，低濃度の調節麻痺薬の点眼を行い，調節機能を正常化させてから処方を検討する．
- 適切な度数の眼鏡を装用中であれば，近くを見ているときに10分間に1〜2秒遠くを見ることを習慣づけることで，改善する例も少なくない．この場合の「遠く」とは個人ごとに異なり，ピントが合うギリギリ遠いところを示す．通常は3m前後で十分なことが多い．

Column

遠視矯正がなぜ難しいか？

遠視の矯正は近視の矯正よりもずっと難しい

　近視は眼鏡を装用すれば，必ず裸眼よりも遠くがよく見える．しかし，遠視はその程度にもよるが，眼鏡を装用することによって必ずしも裸眼よりも遠くがよく見えるとは限らない．その理由は調節力にある．

調節力と眼精疲労

　遠視は，裸眼でいるときに遠くが最もよく見えるように，調節力を常に発揮している．もちろん，この調節努力が眼に疲労を引き起こすのであるが，最大限に調節力を発揮している状態での顕性遠視を矯正しても，疲れを緩和させることはできない．そこで，最も調節力を緩めたときの遠視を眼鏡で矯正すれば眼精疲労の予防対策になるのであるが，患者さんへの説明にしばしば難渋する．患者さんは，調節力を最大限に発揮した裸眼と眼鏡を掛けたときの遠方の見え方を比較して，処方された眼鏡では遠方がよく見えないと苦情を訴えることが多い．

さまざまな苦情とその対応

　さらに，遠視の矯正に用いるレンズが凸レンズであるため，眼鏡を通して見ると，外界が拡大され歪んで見える．眼鏡を通して見たときの視界の違和感も苦情の原因になる．

　また，鏡に映る自分の顔を眼鏡を通して見ると，眼が大きく見えることを気にする女性も少なくない．この場合，鏡に映った眼鏡を通して2回拡大しているので，余計に眼が大きく見えるためであることを説明し，"他の人から見たときには眼鏡レンズを1回しか

通して見ていないので，鏡で見るほど大きくは見られていない"と説明することも大切である．"他の人の前で眼鏡を掛けたり外したりしなければ，他の人は眼が大きく見えていることにはそれほど関心はもたない"ことも伝える．また若い女性には，"アニメの可愛い主人公の眼はみんな大きく描かれている．眼が大きく見えたほうがよりチャーミングに見える"などと説明にそえると効果的である．

遠視の眼鏡に慣れるコツ

とにかく，裸眼の見え方と比較しないで眼鏡の装用に慣れれば，無駄な調節力を発揮せずに快適に遠方がよく見えるようになる．眼鏡を掛けた瞬間の見え方だけで，眼鏡の掛け心地を評価しないように促す．

起床直後に眼鏡を装用して裸眼で見ないようにすると，遠視の眼鏡に慣れやすい．眼鏡の装用に慣れると眼の疲労が起こりにくくなり，眼鏡使用による疲労の軽減が自覚できるようになれば，眼鏡が手放せなくなる．

気長に説得を

眼鏡が常用できるようになるまで，気長に説明と説得，励ましを繰り返すことが大切である．たいていは2週間くらいのがんばりで常用できるようになるが，なかには3年間を要した症例もいた．その女性は乗馬をやっており，馬の背から眼鏡を掛けて見るととても怖いと訴え続けていた．筆者はそれでも必ず慣れるので，常用してほしいと言い続けたが，本当に落馬してけがでもされたらと心配だったので，あまり強く推すことはできなかった．半年くらい毎月，同じ押し問答の繰り返しが続いたが，その後，パタリと受診がなくなった．3年ほどが経過した後に，その女性が来院し，「眼鏡に慣れたら，乗馬にも全く支障がなく，疲れなくなった．もっと早く先生の言うことを信じて眼鏡の常用をがんばればよかった」と報告してくれた．

05 Section 患者さんからよくされる質問とその答え方

小児

何歳からコンタクトレンズが使用できますか？

　コンタクトレンズの使用開始年齢に制限はありません．実際に7歳程度で，自分で十分管理ができます．医学的に必要であれば，もっと小さな年齢でもコンタクトレンズを使用してもらっていますし，スポーツクラブに通う小児では小学校低学年でも使っています．

プリズム眼鏡を装用すると斜視がひどくなりませんか？

　斜位が疲れの原因になっている場合には，プリズム眼鏡が必要です．斜位の量は生まれつき決まっているので，プリズム眼鏡を使用したから斜位の量が増えるというわけではありませんが，眼鏡を外したときに両眼がまっすぐに向いていない状態は今までよりも多くなります．眼鏡を掛けていれば，他人から見て斜視がひどくなったとはわかりません．

Section 05　患者さんからよくされる質問とその答え方

眼鏡を掛けると近視が早く進みますか？

適切な矯正度数の眼鏡であれば，眼鏡の使用が近視の進行を早めることはありません．

眼鏡を掛けたり外したりしてはいけませんか？

近視の度数にもよりますが，概ね－2.00 D程度までの弱い近視の場合には，掛けたり外したりしても，問題はありません．それ以上の度数の場合には，眼鏡を掛けたときと外したときの像の大きさや視野の歪みが気になり，眼鏡装用の快適さが得られなくなるので，常用するのが望ましいです[注]．

眼鏡を掛けさせたくないので，もう少し待てませんか？

裸眼視力が0.1程度に低下しても，まだ眼鏡装用に抵抗を示す保護者も少なくありません．このようなとき，春休みや夏休みなど長期の休み期間中が，眼鏡を勧める良いタイミングです．

「家族でどこか出かける予定はありませんか？　もし予定があれば，眼鏡をお勧めします．眼鏡を掛けないで旅行に出ても，よく見えないので楽しくないですし，人混みで家族を見失い迷子になる可能性も高くなりますよ」と伝えるだけで，たいていは眼鏡の処方に同意してもらえます．

注）以前はこのように説明していたが，スマートフォンによる急性内斜視の症例が報告されるようになってからは，裸眼での読書時やスマートフォンを見るときに15 cmよりも近くなるようならば，－2.00 D未満の近視であっても，眼鏡を常用するように指導を変更している．

子ども用の眼鏡フレームの価格やデザインが気に入らない場合，大人用の小さいサイズの眼鏡を子どもに掛けさせてもよいですか？

 　顔立ちは個人差があるので一概には言えませんが，子どもの皮膚は柔らかですので，それに対応したフレームが準備されています．大人用のフレームは子ども用に比べて硬く，子どもの顔にはフィットしないことも少なくありません．成長期にある子どもの場合には，デザインよりも掛け心地と装用の安定性を優先させてフレームを選ぶのがよいでしょう．

成人

 老眼鏡を使用したら
急に老眼が進んだような気がします．

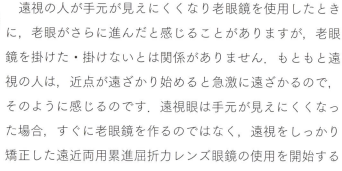 　遠視の人が手元が見えにくくなり老眼鏡を使用したときに，老眼がさらに進んだと感じることがありますが，老眼鏡を掛けた・掛けないとは関係がありません．もともと遠視の人は，近点が遠ざかり始めると急激に遠ざかるので，そのように感じるのです．遠視眼は手元が見えにくくなった場合，すぐに老眼鏡を作るのではなく，遠視をしっかり矯正した遠近両用累進屈折力レンズ眼鏡の使用を開始するのが快適です．

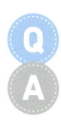 **老眼鏡はいつ頃から使ったらよいでしょうか？**

　老眼（老視）というと"近くが見えなくなること"と思っている人が多いようですが，近くの作業をしていて疲れやすい，肩こりが起こりやすいといった症状も老視の症状です．最も特徴的な初期老視の症状は，長時間近くを見た後，遠くを見るとすぐにはピントが合わない状態です．

　古くは老眼鏡というと，単焦点レンズの読書眼鏡を意味していました．しかし，読書眼鏡は一定の近い距離を長時間見るのには適していますが，パソコンやスマートフォンを見る機会の多い人ではかえって疲れを増します．35歳程度を過ぎたら累進屈折力レンズ眼鏡の使用をお勧めします．累進屈折力レンズ眼鏡は何歳から使用してもよく，受験生に累進屈折力レンズ眼鏡を処方して，学習時に集中力が増したと高評価を得ることも少なくありません．

　100円ショップで売っている老眼鏡は，近いところをどうしても見たいときだけに短時間使用する場合には適しています．しかし，眼鏡レンズの表面処理がなかったり，あるいは粗悪だったりで，歪みが大きいため，よく見えても眼の疲れの原因になります．長時間の読書などにはお勧めしません．

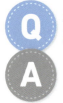
遠視の眼鏡を作製しましたが，遠くが見えにくくて装用できません．

遠視の眼は裸眼で最もよく見えるように調節が起こっているので，正しく遠視を矯正できる眼鏡を装用しても，装用直後は遠くにはピントが合いません．眼鏡を掛けて眼の力を抜いたときに遠くがよく見えるような眼鏡になっています．掛けたり外したりを繰り返すと，いつまでも眼鏡で遠くが見えるようになってきません．起床直後から掛け続けると，遠くが安定して見えるようになります．それでも，眼鏡を外して裸眼で見れば，裸眼のほうがよりクリアに見えます．眼鏡の装用に慣れると，裸眼のクリアな見え方が眼精疲労の原因になっていたことがわかっていただけると思います．もう少し，がんばって耐えてみてください．

ブルーライトをカットする眼鏡を使用してパソコン作業を行っていますが，眼の疲れがよくなりません．

LEDが発するブルーライトが眼に影響するという諸説がありますが，異常にまぶしく感じる明るさでなければ，眼の疲れにはそれほど影響しません．パソコン作業時の眼の疲れはブルーライトの光刺激よりも，近くを長時間見るという調節負荷のほうが大きく関与しています．長時間のパソコン作業を行うのであれば，パソコン作業用の近々累進屈折力レンズ眼鏡の使用をお勧めします．これにブルーライトカット機能を加えてもよいでしょう．普段使いの眼鏡にブルーライトカット機能をつけると，視界が少し暗く感じ，かえって不快なことも少なくありません．

近視の進みが止まりません．
どうしたら止まりますか？
また，何歳くらいで止まりますか？

　近視の進行は遺伝的な要素が強く，両親が近視，あるいは身内に強度近視の人がいる場合には，子どものときには近視でなくても，徐々に進行し，強い近視になることも少なくありません．古くは，近視の進行は25歳くらいまでといわれていましたが，最近の傾向では，何歳で進行が止まると言い切れません．40歳を過ぎてパソコン作業に従事した直後から近視が進行した例も経験しています．近視の進行を確実に止める方法はありません．最も期待されているのが，低濃度調節麻痺薬の継続的な点眼です．

　中高齢者で近視が急激に進行し始めるのは，核白内障の進行によるものが多いです．

夜間運転時に対向車のライトがまぶしいです．

　暗いところでは瞳が大きくなっているので，急に強い光を見ると異常にまぶしさを感じます．瞳の動きは年齢とともに遅くなりますので，加齢とともにまぶしさをより強く感じるようになります．また，白内障などにより水晶体の実質が不均一になってくることも関与しています．

　対向車のライトを直接見ないようにするのが1つの対策ですが，眼鏡レンズの表面が汚れていたり，傷ついていたり，コーティングが剥げかけていることも原因になります．レンズ表面の状態もチェックしてみましょう．

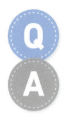
紫外線対策について教えてください．

　紫外線障害で最も有名なのは，雪眼炎と電気性眼炎です．紫外線の多い光線にさらされたときに起こる角膜の上皮障害です．電気溶接や人工太陽灯によって起こるものを電気性眼炎，雪国や雪山で起こるものを雪眼炎と呼んでいますが，どちらも同じ疾患です．少し長い波長の紫外線で白内障も発症します．

　予防には，紫外線カットの眼鏡が有効です．現在，市販されている眼鏡レンズはほとんど紫外線カットされていますし，コンタクトレンズも徐々に紫外線カットのものが増えてきています．ただし，電気溶接などで出る強い紫外線は通常の眼鏡レンズでは防げません．必ず，溶接工専用の遮光面（溶接面）を使用してください．

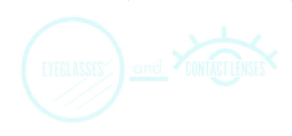

Case Study

眼鏡処方
 近視過矯正 ……… Case 001-004
 遠視矯正 ……… Case 005-008
 調節異常 ……… Case 023-026
 難治症例 ……… Case 027-029

コンタクトレンズ処方
 近視過矯正 ……… Case 009-011
 遠視矯正 ……… Case 012-014
 乱視未矯正 ……… Case 015-017

コンビネーション矯正処方 ……… Case 018-022

点眼処方
 難治症例 ……… Case 030

眼鏡・コンタクトレンズ処方
 難治症例 ……… Case 031-032

Case 001 眼鏡処方 近視過矯正

適正矯正を目指した単焦点レンズ

● **42歳，男性**

主　訴　眼精疲労，全身倦怠感

現病歴　2ヵ月前から，眼の奥に痛みを感じるようになり，頭痛もひどくなってきた．内科を受診したが，原因がわからず，2週間前から内科に入院して精査中．

現　症
- 視力　右0.2（1.2×S−4.50 D），左0.2（1.2×S−4.50 D）
- オートレフ値　右 S−4.50 D ⊃ C−0.50 D Ax180°
  　　　　　　左 S−4.25 D ⊃ C−0.75 D Ax180°
- 使用中の眼鏡度数　右 S−5.25 D ⊃ C−0.75 D Ax180°
  　　　　　　　　左 S−5.25 D ⊃ C−0.75 D Ax180°

職　業　SE（システムエンジニア）

重要な問診
現在使用中の眼鏡はいつ頃新調したか？ ➡ 6ヵ月前に新調した．
眼鏡を新調した目的は何だったか？ ➡ 運転免許証の更新日が近かった．

両眼同時雲霧法の検査結果
両眼視力　1.2×[右 S−3.75 D，左 S−3.75 D]

眼　位　正位

● 眼鏡の試し装用　　　右 S−3.75 D，左 S−3.75 D

> 手元を見るのがとても楽な気がする．遠くが少し見えにくいのが気になる．

Dr. Kajita：これまでの全身の不調は，眼鏡の度数が強すぎることによる眼精疲労です．合わない眼鏡を掛けたときには，装用直後は少し不快を感じますが，2週間も経過すると慣れてしまい違和感がなくなります．しかし，装用を開始して3〜6ヵ月を経過したところで，不調が生じてきます．眼鏡を新しくしてすぐに不具合が生じれば，眼鏡が合わないためとすぐにわかるのですが，3ヵ月も経過していると，眼鏡の見え方にも慣れてきて，眼鏡が不調の原因と考えることは難しくなります．これまでの眼鏡が非常に強すぎだったので，適切な度数の眼鏡を掛けても，最初のうちは遠くがよく見えません．眼からくる不調を改善することを最優先に考えて，この度数に少し慣れてみてください．慣れるコツは，見えにくい遠くを見ないようにすることです．手元が快適に見えるので「これでよいのだ」という気持ちで2週間がんばってみましょう．

● 眼鏡を新しくして2週間後

> 遠くもだいぶ見えるようになってきた．嘘のように全身の不調がなくなり，会社にも復帰できた．

➡このときの眼鏡を掛けた両眼視力は 1.2 であった．

解説

たかが過矯正と思ってはいけない．近視の過矯正で全身不調に陥っている人は意外に多い．合わない眼鏡の装用を開始して 3～6 ヵ月後に不調が発症することが多い．その理由はわからないが，筆者は多くの症例で経験している．体調不良を訴える症例で合わなそうな眼鏡を見つけたら，眼鏡を新調した時期を聞きだすことはとても大切である．

矯正のポイント

両眼同時雲霧法で得られた適正矯正度数で眼鏡の試し装用を行い，それほど強い違和感がなければ，その矯正を受け入れてもらうように導く．

| Case 002 | 眼鏡処方 近視過矯正 |

累進屈折力レンズ

- **44歳, 男性**

主　訴　頭痛, 肩こり

現病歴　数年前から肩こりはひどかったが, 最近では仕事の忙しい日には頭痛も頻繁に起こるようになった. 内科では筋緊張性頭痛と診断され, 投薬も受けている.

現　症
- 視力　右 0.2 (1.2×S−4.00 D), 左 0.2 (1.2×S−4.00 D)
- オートレフ値　右 S−4.50 D ⊃ C−0.50 D Ax180°
  　　　　　　　左 S−4.50 D ⊃ C−0.50 D Ax180°
- 使用中の眼鏡度数　右 S−4.50 D, 左 S−4.50 D

職　業　SE (システムエンジニア)

重要な問診

眼鏡を新調したとき, 度数を変えたか？ ➡ 少しだけ強くした.
　眼鏡を新調する前から肩こりはあった.

両眼同時雲霧法の検査結果

両眼視力　1.2×[右 S−3.75 D, 左 S−3.75 D]

眼　位　正位

● 眼鏡の試し装用　　右 S−3.75 D，左 S−3.75 D

> 手元の見え方は今までと変わらないが，遠くが見えなくて気分が悪くなりそう．

> これまでの肩こりや頭痛は，眼鏡の度数が強すぎることによる眼精疲労です．度数を下げる必要がありますが，遠くが見えない感じがするようでは，かえって疲れが出やすくなるので，累進屈折力レンズを試してみましょう．

➡ 両眼に−0.50 D を加えると，遠くの見え方が安定するとのこと．

● 2 回目の眼鏡の試し装用　　右 S−4.25 D add＋1.00 D（PAL），左 S−4.25 D add＋1.00 D（PAL）

> 遠くが少し見えにくい気がするが，なんとか耐えられそう．手元も気にならない．

> この度数はまだ少し過矯正ですが，とりあえず，この度数で累進屈折力レンズの装用を開始しましょう．装用に慣れて見え方が安定してきたら，適正度数に変更することをお勧めします．

● 眼鏡を新しくして 2 週間後

> 頭痛と肩こりは嘘のようになくなった．眼鏡の見え方も全く違和感がない．

➡ 装用開始 3 ヵ月後に，右 S−3.75 D add＋1.00 D（PAL），左 S−3.75 D add＋1.00 D（PAL）に変更できて，さらに快適になった．

解説

遠くがよく見える眼鏡は快適と思いがちだが，近方作業が多い場合には疲労の原因になる．過矯正気味の眼鏡を使用している人は，少し度数を下げただけでも見え方に不満を訴えることが多い．このような場合は，不満が出ない程度に適正度数よりも度数を増して，累進屈折力レンズ(progressive addition lens：PAL)を用いるのがよい．眼鏡レンズの上のほうでは過矯正であるが，中央部分では適正度数，下のほうではやや低矯正度数になるように設定する．下のほうの度数がプラスにならない累進屈折力レンズは像の歪みを感じにくく，慣れやすい．眼鏡の装用に慣れたら，可能ならば，遠用度数を適正度数にした累進屈折力レンズに変更するのが望ましい．

矯正のポイント

まずは，両眼同時雲霧法で得られた適正矯正度数で眼鏡の試し装用を行う．遠方の見え方に強い違和感があれば無理をせず，年齢に関係なく，若い症例でも累進屈折力レンズを勧める．

Case 003 眼鏡処方 近視過矯正

モノビジョン矯正

● **43歳, 男性**

主　訴　前頭部痛, 肩こり

現病歴　数年前から肩こりがひどくなり, 前頭部の痛みとふわふわする感じのめまいも起こっている.

現　症
- 視力　右0.6（1.2×S−2.50 D）, 左0.4（1.2×S−3.50 D）
- オートレフ値　右 S−3.00 D ⊂ C−0.25 D Ax180°
　　　　　　　　左 S−4.00 D ⊂ C−0.50 D Ax180°
- 使用中の眼鏡度数　右 S−4.00 D, 左 S−5.00 D

職　業　会計士

重要な問診
現在使用中の眼鏡はいつ頃新調したか？➡ 8年前に新調した.
眼鏡を新調したとき, 度数を変えたか？➡ 同じ度数で作製した.
　若い頃から, 肩こりと頭痛は経験していた.

両眼同時雲霧法の検査結果
両眼視力　1.2×[右 S−2.25 D, 左 S−3.25 D]

眼　位　わずかに外斜位

● 眼鏡の試し装用　　右S−2.25 D，左S−3.25 D

Patient：遠くがよく見えない．近くはよく見えるが，特に快適という感じはしない．

Dr. Kajita：左右眼に屈折の差があるのに，右眼と同じように見えるよう左眼の度数を調整したため，両眼の矯正が強すぎになったことが，眼精疲労の原因になっていると思います．右眼に負担をかけないところまで，左眼の度数を下げてみましょう．

● 2回目の眼鏡の試し装用　　右S−2.25 D，左S−2.25 D

Patient：両眼で見て違和感はないが，遠くをもう少し見えるようにしたい．

● 3回目の眼鏡の試し装用　　右S−2.50 D，左S−2.50 D

Patient：遠くも近くもよく見える気がする．両眼で見ると全く違和感はない．

● 眼鏡を新しくして2週間後

Patient：眼鏡の装用にはすぐに慣れた．頭痛や肩こり，ふらつき感は全く起こらなくなった．

解説

左右眼に屈折差がある場合には，視力値だけが同じになるように矯正すると，両眼が過矯正になることが多い．凹レンズの度数が異なると，度数の強い眼は少しだけ像が小さく見える．そのため，視力値をそろえようとすると度数を強くしなければならない．過矯正で像がシャープに見えるようになると，適正度数で矯正された屈折の弱いほうの眼の像のシャープさをあまく感じるようになり，同じシャープさに見えるように矯正度数を強めたくなってしまう．これを繰り返し，左右眼が同じ程度にシャープに見えるように度数を決定したときには，かなり過矯正になっている．

矯正のポイント

まずは，両眼同時雲霧法で得られた適正矯正度数で眼鏡の試し装用を行う．遠方の見え方に不満があれば，両眼の度数を上げるのではなく，近視が強いほうの眼の度数を-0.75～-1.25 D 減じて試し装用を行ってみる．もし，近視度数が弱いほうの眼が利き目ならば，たいてい違和感なく装用が可能である．近視度数が強いほうが利き目の場合には，うまくいかないことが多いが，一応試してみてもよい．だめなときにはモノビジョン矯正を諦めて，累進屈折力レンズ眼鏡などほかの矯正方法を検討する．

Case 004 眼鏡処方 近視過矯正

プリズム眼鏡

- **40 歳, 男性**

主 訴 眼の易疲労感, 前頭部痛, 集中力の低下

現病歴 学生の頃から頭痛もちで, 近方作業に集中力が続かない. 生まれつきの性格かもしれない.

現 症
- 視力　右 0.08（1.2×S−4.00 D）, 左 0.08（1.2×S−4.00 D）
- オートレフ値　右 S−4.25 D ⊃ C−0.75 D Ax180°
  　　　　　　　左 S−4.25 D ⊃ C−0.75 D Ax180°
- 使用中の眼鏡度数　右 S−4.75 D, 左 S−4.75 D

職 業 事務職

重要な問診
現在使用中の眼鏡はいつ頃新調したか？➡ 6ヵ月前に新調した.
眼鏡を新調したとき, 度数を変えたか？➡ 少し強くした.

両眼同時雲霧法の検査結果
両眼視力　1.5×[右 S−4.75 D, 左 S−4.75 D]

眼 位　10Δ以上の外斜位
➡ 外斜位があるので, とりあえず, 6Δ Base In を加えて両眼同時雲霧法を施行してみる.

> 検眼枠に 6Δ Base In を加えた両眼同時雲霧法の検査結果

両眼視力
1.5×[右 S－3.75 D 3Δ Base In，左 S－3.75 D 3Δ Base In]
➡ この結果から，－1.00 D の斜位近視が介入していることがわかる．

● 眼鏡の試し装用
> 右 S－3.75 D 3Δ Base In，左 S－3.75 D 3Δ Base In

とても楽に手元が見える．遠近感や立体感が強調されて少し変な感じがするが，よく見える．

Dr. Kajita: 外斜位が原因で眼精疲労が起こっています．外斜位のまま見ると複視が生じるので，単一視するように力を強めて輻湊します．輻湊が起こると，調節が生じて近視を強めてしまいます．遠くがよく見えるように調節によって強まった近視も矯正すると，結果的に過矯正になってしまいます．外斜位を補助するプリズム眼鏡は，輻湊による近視の増加を抑えますので，毛様体筋にも負担が少なくてすむはずです．プリズム眼鏡を起床直後から常用してください．

● 眼鏡を新しくして 2 週間後

遠くも近くも楽によく見えるようになった．最初のうちはパソコン画面で赤の色が異常に浮き上がって見えたので，少し不快だったが，慣れたら気にならなくなった．

解説

眼鏡処方時に，交代遮閉試験を行うことはとても大切である．外斜位があると，片眼でよく見えるように矯正しても両眼で見ると強い輻湊が働き，近視が強まってしまう．これを斜位近視と呼んでいるが，斜位近視を含めて眼鏡度数を合わせてしまうと，結果的に過矯正になり，毛様体筋の負担も増やしてしまう．近くが快適に見える軽度の近視眼でも両眼で見ようとすると強い輻湊努力が働き，近視が強まり，見え方も不安定になり，頭痛や肩こりの原因になる．プリズム矯正の眼鏡は常用することが基本で，掛けたり外したりすると，掛けた瞬間は不快で，外した瞬間はもっと不快を感じ，眼鏡の装用にいつまでも慣れない．

矯正のポイント

年齢が上がるにつれ外斜位を呈する人が増えるが，外斜位が矯正の障害になる人はそれほど多くはない．斜位近視が強く生じる例では，斜位が眼精疲労の原因になっていることがある．判定は比較的容易で，両眼同時雲霧法をプリズムなしの状態とプリズムありの状態で比較して，その差が－0.75 D 以上あれば，プリズムを入れた矯正を勧める．

> **Summary** 眼鏡による近視過矯正の眼精疲労対策

　近視過矯正が原因で眼精疲労に陥っている人は非常に多い．ここまでの症例で示したように，近視過矯正になっている原因は，

　①安易な眼鏡処方
　②疲れているときに合わせた眼鏡
　③不同視による見え方の左右バランスに対する不満
　④斜位近視

であり，それぞれの対処方法は，

　①適正度数の矯正を提供する．
　②調節負荷を軽減する累進屈折力レンズを処方する．
　③左右眼の屈折度数のバランスを調整する（視力値のバランスではない）．
　④プリズム眼鏡を処方する．

となる．眼精疲労対策は概ねこの4つのパターンを覚えることで，ほぼ完璧に対応できる．
　ここで提示した症例はいずれも老視前期で，眼精疲労を最も起こしやすい年齢であるが，対処しやすい年齢でもある．もちろん，これら4つのパターンが組み合わさって複雑な症状を呈していることもある．しかし，それぞれの症状に対処した矯正を考えることで，複雑な眼精疲労も解消できるようになる．

Case 005　眼鏡処方 遠視矯正
単焦点レンズ

● **24歳，男性**

主　訴　眼精疲労

現病歴　2年前に就職してから，眼の疲れがひどくなった．前医で疲れ目の原因はドライアイと診断されて点眼をしているが，全く良くならない．

現　症
- 視力　右1.2(n.c.)，左1.2(n.c.)
- オートレフ値　右S−0.50 D ⊂ C−0.50 D Ax110°
　　　　　　　左S−0.50 D ⊂ C−0.50 D Ax80°
- 眼鏡・コンタクトレンズの使用経験なし

職　業　SE(システムエンジニア)

重要な問診

学生時代の視力は良かったか？➡小学生のときには2.0の視力はあった．高校生のときには0.6くらいまで下がったことがあるが，また戻ってきた．
若い頃から肩こりや頭痛が起こりやすかったか？➡肩こりはあったが，頭痛はあまり経験がない．

両眼同時雲霧法の検査結果
両眼視力　1.5×[右S+1.25 D，左S+1.25 D]

眼　位　正位

● 眼鏡の試し装用　　　右 S＋1.25 D，左 S＋1.25 D

Patient：手元を見るのがとても楽な気がする．遠くは少し見えにくい．

Dr. Kajita：先ほどの両眼同時雲霧法では両眼で 1.5 の視力が出ていたのですが，やはり少し見えにくくなりますか．この眼鏡は，老眼鏡ではなく遠視を矯正するのが目的の眼鏡ですので，遠くが見えにくいと感じないところまで，度数を下げてみましょう．

➡両眼開放下で＋0.25 D ずつ度数を下げてみる．
　両眼視力：1.5×[右 S＋0.75 D，左 S＋0.75 D]

● 2 回目の眼鏡の試し装用　　　右 S＋0.75 D，左 S＋0.75 D

Patient：この度数なら，遠くが見えにくいと感じない．手元の見え方が少し楽になった感じがする．

Dr. Kajita：本来の遠視はもっと強いのですが，遠視をしっかり矯正すると遠くが見えにくくなるので，この度数で，眼鏡の常用に慣れるようにしましょう．

● 装用開始 2 週間後

Patient：遠くは眼鏡を外したほうが見やすい感じがするが，言われたとおり常用している．眼鏡の装用にはだいぶ慣れた．パソコン作業が楽になり，肩こりは全く起こらなくなった．

解説

　小中学生のときに遠くの視力が良く，近方作業が多くなった頃から眼に疲労を訴えるようになった症例は，たとえオートレフラクトメータの値が近視を呈していても，遠視を疑うことが大切である．そのためには，しっかり両眼同時雲霧法を行うのがよい．遠視が検出できたら，できる限り遠視を矯正した眼鏡を常用してもらうように度数設定を行う．

矯正のポイント

　筆者の経験では，＋0.75 D以上の矯正度数を提供できれば，毛様体筋の疲労は必ず軽減できる．遠視を適正矯正度数で矯正し，遠方視が少しぼやける場合には，常用が困難で老眼鏡的な使用になり，疲労改善効果は弱まる．遠視眼の眼精疲労対策は，眼鏡を常用することが基本である．そのため，まずは遠方視がぼやけない程度の度数まで下げて常用を促し，常用に慣れたら適正矯正度数への変更を目指す．

Case 006 眼鏡処方 遠視矯正
累進屈折力レンズ

● **42歳，男性**

主　訴　眼精疲労

現病歴　以前から疲れやすかったが，1年前頃から頻繁に頭痛が生じるようになった．眼科を受診してもドライアイとしか診断されていない．

現　症
- 視力　右 1.5（1.5×S＋1.00 D），左 1.5（1.5×S＋1.25 D）
- オートレフ値　右 S＋0.50 D ｃ C－0.25 D Ax90°
　　　　　　　　左 S＋0.75 D ｃ C－0.50 D Ax90°
- 眼鏡・コンタクトレンズの使用経験なし

職　業　SE（システムエンジニア）

重要な問診
学生時代の視力は良かったか？➡両眼とも2.0の視力はあった．
若い頃から肩こりや頭痛が起こりやすかったか？➡はい．

両眼同時雲霧法の検査結果
両眼視力　1.5×[右 S＋1.25 D，左 S＋1.50 D]

眼　位　正位

● 眼鏡の試し装用   　右 S+1.25 D, 左 S+1.50 D

手元を見るのがとても楽な気がする．遠くが全く見えない．

先ほどの両眼同時雲霧法では両眼で 1.5 の視力が出ていたのですが，これでは遠くが見えにくいですか．それでは遠くが見えにくいと感じないところまで，遠視度数を下げてみましょう．

➡ **両眼開放下で＋0.25 D ずつ度数を下げてみる．**
両眼視力：1.5×[右 S＋0.50 D，左 S＋0.75 D]

● 2 回目の眼鏡の試し装用   　右 S+0.50 D, 左 S+0.75 D

この度数なら遠くが見えにくいと感じない．

本来の遠視はもっと強いので，累進屈折力レンズを用いて，レンズの下のほうで完全矯正を目指しましょう．

● 3 回目の眼鏡の試し装用
　右 S+0.50 D add+1.25 D(PAL), 左 S+0.75 D add+1.25 D(PAL)

掛けていて足元が歪んで浮き上がって見えるが，近くを見たときには，眼に余計な力が入らないような気がする．

Dr. Kajita: 視野に歪みを生じないレンズはありません．どのような眼鏡レンズも，それなりに歪んで見えます．疲れないようにすることが主目的ですので，多少の視野の歪みを気にしないように耐えてください．慣れれば視野の歪みは，ほとんど感じなくなります．眼鏡に早く慣れるコツは，裸眼で見ないようにすることです．枕元に眼鏡を置いて就寝し，起床直後から装用してみてください．

●装用開始 2 週間後

Patient: 眼鏡の装用にはだいぶ慣れたが，階段を降りるときに足元がまだ少し不安なときがある．ただ，以前から続いていた肩こりや頭痛は全く起こらなくなった．

解説　遠視は，若いときには遠くから近くまでよく見えるので，良い眼と思われる傾向にあるが，遠視が快適と感じていられるのは 35 歳程度までである．もちろん，それ以前にも易疲労感はある．小中学生の頃には視力が良かった症例は，ほとんどが遠視と考えて対応するのがよい．両眼同時雲霧法で適切な遠用度数を求めることが大切である．しかし，両眼同時雲霧法で求めた自覚的屈折度数のままで眼鏡を装用しても，すぐに遠くが見えなくなってしまう．＋0.75 D 以上の単焦点レンズが装用できないときには，累進屈折力レンズを用いて，適正度数がレンズに含まれるように処方する．すると，最初のう

ちは眼鏡を低く掛けているが，慣れるにつれて眼鏡レンズの下のほうで遠くを見るような掛け方に変わってくる．また，疲労を感じるようになったら徐々に遠方の矯正度数を増して，生来の遠視を矯正できるように導くのがよい．

矯正のポイント

　遠視眼が眼鏡の装用に慣れにくいのは，裸眼でいるときには裸眼で最もよく見えるように調節を働かせているためである．両眼同時雲霧法で潜伏遠視をできるだけ顕性化させて矯正度数を決定して眼鏡を処方しても，裸眼でいる状態から眼鏡を掛けてもすぐには潜伏遠視を顕性化させることができないために，裸眼よりも見えないことが多い．遠視の眼鏡装用のタイミングは起床直後に装用を開始することであり，裸眼の見え方と比べさせないことである．どうしても遠視矯正になじまないときには，前述のように累進屈折力レンズを用いて，レンズの上部では装用直後に裸眼と同程度の視力が得られ，レンズの中央から下方部分で遠視を矯正するような処方にするのが有効である．

Case 007 眼鏡処方 遠視矯正

モノビジョン矯正

● **36歳，男性**

主 訴 眼精疲労

現病歴 若い頃から疲れやすかったが，最近，眼の乾き感がひどく，左眼の奥の痛みが頻繁に起こるようになった．眼の疲れの原因は不同視のためといわれて眼鏡を作製したが，眼鏡を掛けるとかえって疲れがひどくなる．眼鏡が合わない．

現 症
- 視力　右 0.8（1.5×S−0.50 D），左 0.7（1.5×S−2.25 D）
- オートレフ値　右 S+0.25 D ⊃ C−0.25 D Ax90°
  　　　　　　　左 S−2.75 D ⊃ C−0.25 D Ax90°
- 所持眼鏡度数　右 S−0.50 D，左 S−2.00 D

職 業 SE（システムエンジニア）

重要な問診
学生時代の視力は良かったか？ ➡ 両眼とも 1.0 以上はあった．
視力低下はいつ頃からか？ ➡ 左眼は大学生頃から，右眼は最近．

両眼同時雲霧法の検査結果
両眼視力　1.5×[右 S+1.00 D，左 S−1.25 D]

眼 位 わずかに外斜位

● 眼鏡の試し装用　　右S＋1.00 D，左S－1.25 D

Patient: 遠くが見えにくく，変な立体感があって気持ちが悪い．

Dr. Kajita: 左眼の疲れがひどいのは，近くを見ているときに左眼のみで見ているためと思います．また，裸眼ではパソコン画面の距離は見えにくくなっていることが原因です．所持眼鏡では左眼で遠くが見えるように矯正したため，右眼の矯正度数が強過ぎになっています．右眼でパソコン画面が見えるように度数を下げて，もっと近くは左眼で快適に見えるようなモノビジョン矯正を試してみましょう．

➡ 左眼は－0.75〜－1.25 D の範囲で違和感のない度数を探す．
　－0.75 D 下げることができた．
・両眼視力：1.5×[右S＋1.00 D，左S－0.50 D]

● 2回目の眼鏡の試し装用　　右S＋1.00 D，左S－0.50 D

Patient: 遠くは見えにくいが，違和感がなく，少し楽に見える気がする．

Dr. Kajita: おそらく，本来は両眼ともに遠視だと思います．最初のうちは作業中のみ眼鏡を使用し，慣れたら常用するようにしてみてください．眼鏡の装用に慣れると，もっと遠視が顕性化してくると思いますので，眼鏡の装用に慣れた頃にまた来てください．

●眼鏡を新しくして3ヵ月後

> 眼鏡の装用にはすぐに慣れて，とても快適に過ごせている．1ヵ月後くらいからは，外さないほうが快適に感じるようになった．

Patient

解説

若い頃に視力が良かった眼は，遠視を疑うのが鉄則である．特に不同視傾向のある症例では，遠視が弱いほうの眼を酷使するため，調節緊張によって近視眼を呈していることがある．調節緊張によって近視化している眼に対して，遠視と気付かないで眼鏡処方を行うと，疲れはさらにひどくなる．遠視が強いほうの眼の遠視をしっかり引き出して矯正することで，近視化していたほうの眼の遠視を顕性化することができ，疲労を生じない矯正を行うことができる．

矯正のポイント

遠視性不同視の症例では，遠視が強いほうの眼で遠く～1m程度の距離が快適に見え，遠視が弱いほうの眼で1m前後～近くが楽に見えるようなモノビジョン矯正を行うことで，快適な矯正が可能なことがある．特に，遠視が強いほうの眼が利き目のときには成功率が高い．

Case 008 眼鏡処方 遠視矯正
プリズム眼鏡

● 24歳，女性

主　訴　頭痛

現病歴　小学校低学年頃までは眼鏡を使用していた．裸眼視力が良くなったので，眼鏡は使用していない．若い頃から時々，眉間部に痛みを感じ，気分が悪くなることがあった．同じ形のブロックやタイルを見ていると，めまいを感じることがある．

現　症
- 視力　右2.0(n.c.)，左2.0(n.c.)
- オートレフ値　右 S＋1.50 D ⊃ C－0.50 D Ax180°
　　　　　　　　左 S＋1.50 D ⊃ C－0.25 D Ax180°
- 所持眼鏡なし

職　業　事務職

重要な問診
学生時代の視力は良かったか？➡両眼とも2.0あった．
視力低下はいつ頃からか？➡見えにくいと思ったことはない．

両眼同時雲霧法の検査結果
両眼視力　1.5×[右 S＋1.00 D，左 S＋1.00 D]

眼　位　10Δ以上の外斜位
➡ 外斜位があるので，とりあえず，6Δ Base In を加えて両眼同時雲霧法を施行してみる．

検眼枠に 6Δ Base In を加えた両眼同時雲霧法の検査結果
両眼視力
1.5×[右 S+1.75 D 3Δ Base In，左 S+1.75 D 3Δ Base In]
➡ この結果から，−0.75 D の斜位近視が介入していることがわかる．

● 眼鏡の試し装用
右 S+1.75 D 3Δ Base In，左 S+1.75 D 3Δ Base In

> 遠くが少し見えにくいが，遠くを見ていても近くを見ても，眼が楽に感じる．　— Patient

> Dr. Kajita: 外斜位のために眼を寄せる筋肉に過剰な力が働き，眼を寄せることによって近視が強まるいわゆる斜位近視が毛様体筋の疲労も起こしていたと思います．最初はパソコンや携帯電話の画面で赤の色が異様に飛び出して見えたり遠近感が嫌かもしれませんが，頭痛を軽減できる可能性があるので，眼鏡の常用ができるようにがんばってみてください．

● **装用開始1ヵ月後**

> 眼鏡の装用にはすぐに慣れて，頭痛やめまいは全く起こらなくなった．ただ，眼鏡の見栄えがあまり良くないので，コンタクトレンズが使えれば処方してほしい．

Patient

Dr. Kajita
> 眼鏡の常用にもう少し慣れたら，検討しましょう．

解説　子どもの頃に遠視を矯正しており，成長とともに裸眼視力が良いことを理由に，遠視の矯正をやめてしまっている遠視眼は意外に多い．外斜位がある場合には，斜位近視が介入することによって遠視が潜伏し，遠視が治ったと思われてしまうことも少なくない．子どもの頃には調節力も輻湊力も強く，支障を感じないこともあるが，25歳近くになって，疲れの原因になってくることが多い印象がある．プリズム眼鏡で輻湊努力を軽減することで，遠視が顕性化して疲れにくい矯正を提供できる．

矯正のポイント　プリズムをとりあえず6Δにしたのは，累進屈折力レンズ眼鏡の導入を考えたときに，眼鏡に組み込めるレンズの最大プリズム量だからである．ただし，特別に依頼すれば，片眼に7Δ，両眼で14Δまでのレンズは作製してもらえることも覚えておこう．

> **Summary** 眼鏡による遠視矯正の眼精疲労対策

遠視が適切に矯正されないために,眼精疲労に陥っている人は多い.遠視が適正に矯正されない原因は,

① 視力が良いので矯正は必要ないと思われている.
② 遠視の矯正を勧めても,裸眼のほうがよく見えるので眼鏡を装用しようとしない.
③ 中等度以上の遠視で矯正視力が不良だと,矯正する意味がないと放置されている.
④ 斜位近視の介入によって遠視が潜伏していて見つけにくい.

である.それぞれの対処方法は,

① 遠視眼は裸眼視力が良好なことは多いが,非常に疲れやすい眼である.成人では頭痛や肩こりの原因になっているし,学童や学生では学習時の集中力の欠如を招きやすい.遠視眼が眼鏡装用を必要とするのは視力補正よりも,学習や作業の効率を向上させることにあることを十分に説明する必要がある.

② 遠視は裸眼で最もよく見えるように無意識のうちに調節しているので,調節している眼に遠視の眼鏡を掛けても,裸眼よりも遠くはよく見えない.眼鏡を掛けてしばらく経過すると,余計な調節が起こらなくなり,遠方がよく見えるようになる.それでも眼鏡を外したらすぐに裸眼のほうがよく見えるようになるので,眼鏡を掛けたり外したりしないように指導することが大切である.眼鏡の装用に慣れると,装用前よりも眼の疲れや頭

痛，肩こりが少なくなっていることを自覚でき，眼鏡装用に対する抵抗がなくなる．そうなるまで，気長に装用指導を継続する必要がある．

③不同視があり，片眼が中等度以上の遠視の場合，矯正してもすぐには良好な視力が得られず，弱視と診断されていることも少なくない．そのため，中等度以上の遠視眼が矯正されず，眼精疲労の原因になっている．中等度以上の遠視を完全矯正することによって，弱いほうの遠視の潜伏遠視分が顕性化することも少なくない．不等像視のため眼鏡の装用が困難な場合には，コンタクトレンズを用いてみるのも有効である．

④輻湊調節のために，遠視が潜伏している症例も少なくない．交代遮閉試験で外斜位の存在が疑われたら，プリズムを装用して両眼同時雲霧法を行うことで，容易に適正な矯正度数を見つけることができる．遠視度数を増して矯正ができれば，近くを見るときにかかる調節の負担を軽減させることができ，眼精疲労を軽減できる．

"若い頃，学生の頃は視力が良かった"と聴取ができたら，現在の屈折が近視の状態であっても，生来は遠視ではないかと疑うことが大切である．遠視が検出できれば，眼精疲労の原因になっている可能性は高い．遠視眼は，視力が良いけれども疲れやすい眼であること，眼鏡を使用する目的は視力補正ではなく，眼の疲れ予防のためであることを十分に説明し，遠視を矯正できるように手を尽くして患者さんを導いてあげることが必要である．

Case 009 コンタクトレンズ処方 近視過矯正

適正矯正を目指した単焦点レンズ

● **26歳, 男性**

主 訴 眼精疲労, 眼の乾燥感

現病歴 半年前頃から眼の乾きが気になり, ドライアイの点眼液を使用しているが改善しない.

現 症
- 視力　右 1.5×SCL（1.5×SCL⊃S＋1.50 D）
　　　　左 1.5×SCL（1.5×SCL⊃S＋1.50 D）
- オーバーオートレフ値　右 S＋1.00 D⊃C－0.50 D Ax160°
　　　　　　　　　　　　左 S＋1.00 D⊃C－0.25 D Ax20°
- 使用中のソフトコンタクトレンズデータ
　　右 B.C. 8.6 mm／S－8.00 D／Size 14.2 mm
　　左 B.C. 8.6 mm／S－8.50 D／Size 14.2 mm
- 所持眼鏡度数　右 S－8.00 D, 左 S－8.50 D

職 業 SE（システムエンジニア）

重要な問診
現在使用中のソフトコンタクトレンズはいつ頃処方されたか？
　➡ 1年前頃.
度数調整したときの時間帯は？ ➡ 仕事帰り.
眼鏡はいつ処方されたか？ ➡ ソフトコンタクトレンズと同じ日.
眼鏡は使用しているか？ ➡ ソフトコンタクトレンズを入れる前と外した後には使用している.

両眼同時オーバー雲霧法の検査結果
両眼視力　1.2×SCL⊃[右S+2.00 D, 左S+2.00 D]

眼　位　　正位

ソフトコンタクトレンズのフィッティング　　良好

● 検眼枠でオーバー眼鏡の試し装用
右S+2.00 D, 左S+2.00 D

> 遠くが少し見えにくい. — Patient

● 2回目の検眼枠でオーバー眼鏡の試し装用
右S+1.50 D, 左S+1.50 D

> これならば，遠くの見え方も大丈夫. — Patient

➡ ソフトコンタクトレンズの処方データ：
右 B.C. 8.6 mm／S−6.50 D／Size 14.2 mm
左 B.C. 8.6 mm／S−7.00 D／Size 14.2 mm

Dr. Kajita：眼精疲労とドライアイの原因は，コンタクトレンズが強すぎることにあったと思います．度数が強すぎることによる眼の不調は，使用してから3〜6ヵ月後から生じることが多いです．最初，遠くの見え方は少し物足りなく感じるかもしれませんが，がんばってこの度数に慣れてください．次回，眼鏡も持参してください．

● さらに1週間後

→ 所持眼鏡度数：右 S－8.00 D，左 S－8.50 D
・眼鏡の処方データ：右 S－7.00 D，左 S－7.75 D

> 遠くの見え方も問題はなく，全身の疲労感も軽減し，ドライアイもだいぶ良くなった．

● 装用開始1ヵ月後

> 遠くも近くもよく見えるし，全身の疲労感もなくなった．眼の乾燥感も全く気にならなくなり，ソフトコンタクトレンズの長時間装用もできるようになった．

解説　疲れたときの眼鏡・コンタクトレンズ合わせは要注意である．1日の仕事で疲れた眼は，調節緊張状態になっていることが多い．調節緊張状態で遠くがよく見える矯正を行えば，たいてい過矯正の状態になる．この症例では，同日に眼鏡とコンタクトレンズが処方されているが，眼鏡と同じ度数でソフトコンタクトレンズが処方されている誤りがある．さらに，頂点間距離補正が行われていない．ソフトコンタクトレンズが過矯正のため全身不良やドライアイに陥っている人は非常に多い．繰り返しになるが，過矯正の眼鏡やコンタクトレンズの装用を開始して3～6ヵ月後に不調が発症することが多い．コンタクトレンズの過矯正は眼鏡の過矯正よりも違和感に乏しく，異常に気付きにくい．

**矯正の
ポイント**

　コンタクトレンズの上から測定したオーバーレフ値で－0.50 D よりも遠視寄りであれば，過矯正を疑って検査を進める．両眼同時オーバー雲霧法で得られた適正矯正度数でソフトコンタクトレンズの試し装用を行い，それほど強い違和感がなければ，その矯正度数を受け入れてもらうように導く．過矯正の状態を経験した後では適正度数で遠くが見えにくいことが多いので，適正度数に－0.25～－0.50 D を上乗せした度数でも使用中のコンタクトレンズ度数よりも－0.75 D 以上低くなる場合には，その度数で処方しても症状が改善することが多い．
　もし，満足できる度数を提供しようとすると適正度数よりも－1.00 D 以上強くなってしまう場合には，Case 010 の処方を参考にしてほしい．

Case 010 コンタクトレンズ処方 近視過矯正

遠近両用ソフトコンタクトレンズ

● **35歳，女性**

主 訴 頭痛，肩こり

現病歴 10年以上前からソフトコンタクトレンズを装用している．以前から肩こりはひどかったが，最近では頻繁に頭痛も起こるようになった．頭部CTやMRI検査を受けたが，異常は指摘されなかった．

現 症
- 視力　右1.5×SCL（1.5×SCL⊃S+0.75 D）
　　　　左1.5×SCL（1.5×SCL⊃S+0.75 D）
- オーバーオートレフ値
　　右S+0.75 D⊃C−0.50 D Ax180°
　　左S+0.75 D⊃C−0.50 D Ax180°
- 使用中のソフトコンタクトレンズデータ
　　右B.C. 8.8 mm／S−6.00 D／Size 14.1 mm
　　左B.C. 8.8 mm／S−6.00 D／Size 14.1 mm
- 所持眼鏡度数　右S−7.00 D，左S−7.00 D

職 業 事務職

> **重要な問診**
> 現在使用中のソフトコンタクトレンズはいつ頃処方されたか？
> ➡ 5年以上前.
> 度数調整したときの時間帯は？➡平日の午後.
> 眼鏡はいつ処方されたか？➡ 2年前頃.
> 眼鏡は使用しているか？➡ソフトコンタクトレンズを入れる前と外した後には使用している.

両眼同時オーバー雲霧法の検査結果
両眼視力　1.2×SCL⊃[右S+1.00 D, 左S+1.00 D]

眼　位　正位

ソフトコンタクトレンズのフィッティング　良好

●検眼枠でオーバー眼鏡の試し装用
右S+1.00 D, 左S+1.00 D

遠くが見えにくい.

● 2回目の検眼枠でオーバー眼鏡の試し装用
右S+0.75 D, 左S+0.75 D

まだ遠くが見えにくい.

● 3回目の検眼枠でオーバー眼鏡の試し装用

右 S＋0.50 D，左 S＋0.50 D

> これならば，大丈夫． — Patient

Dr. Kajita: これまでの頭痛や肩こりは，コンタクトレンズの度数が強すぎだったためと思います．眼鏡の度数もコンタクトレンズに一致させてありますので，眼鏡度数も過矯正になっています．適正度数では矯正視力が十分に得られなくなっていますので，累進屈折力レンズを試してみましょう．

➡ソフトコンタクトレンズの処方データ：
右 B.C. 8.7 mm／S－6.50 D／Size 14.2 mm add＋1.50 D
左 B.C. 8.7 mm／S－7.00 D／Size 14.2 mm add＋1.50 D

> 遠くの見え方が少しあまい感じはあるが，手元の見え方は楽な気がする． — Patient

Dr. Kajita: この度数はまだ少し過矯正ですが，累進屈折力レンズですので，ピント合わせにかかる負担は軽減できると思います．

● 装用開始 1 週間後

> 頭痛と肩こりは全くなくなった．遠くの見え方にも全く違和感がない． — Patient

解説

遠くがよく見えるコンタクトレンズは快適と思いがちだが，近方作業が多い場合には疲労の原因になる．過矯正気味のコンタクトレンズを使用している人は，適正度数の見え方には不満を訴えることが多い．このような場合は，不満が出ない程度に適正度数よりも度数を増して，遠方視が安定して見えるタイプの遠近両用ソフトコンタクトレンズを用いるのがよい．近方視にかかる調節の負担を軽減できるため，毛様体筋の疲労が原因で起こる眼精疲労は改善することが多い．

矯正のポイント

まずは，両眼同時オーバー雲霧法で得られた適正矯正度数でレンズの試し装用を行う．遠方の見え方に強い不満がある場合には，無理をせず，年齢に関係なく，若年者でも遠方が安定して見えるタイプの遠近両用コンタクトレンズを勧める．

Case 011 コンタクトレンズ処方 近視過矯正

斜位に対するモノビジョン矯正

● **25歳，男性**

主 訴 眼の易疲労感，前頭部痛

現病歴 学生の頃から頭痛もちではあったが，就職してからはさらに疲れがひどくなってきた．

現 症
- 視力　右 1.5×SCL（1.5×SCL⊃S＋0.50 D）
　　　　左 1.5×SCL（1.5×SCL⊃S＋0.50 D）
- オーバーオートレフ値　右 S＋0.25 D⊃C－0.75 D Ax180°
　　　　　　　　　　　　左 S＋0.25 D⊃C－0.75 D Ax180°
- 使用中のソフトコンタクトレンズデータ
　　右 B.C. 9.0 mm／S－5.00 D／Size 14.2 mm
　　左 B.C. 9.0 mm／S－5.50 D／Size 14.2 mm
- 所持眼鏡度数　右 S－5.50 D，左 S－6.00 D

職 業 SE（システムエンジニア）

重要な問診
現在使用中のソフトコンタクトレンズはいつ頃処方されたか？
　➡ 3年前．
度数調整したときの時間帯は？➡ 平日の昼頃．
眼鏡はいつ処方されたか？➡ 2年前頃．
眼鏡は使用しているか？➡ あまり使用していない．裸眼でいることもある．

両眼同時オーバー雲霧法の検査結果
両眼視力　1.2×SCL⊃[右 S＋0.50 D，左 S＋0.50 D]

眼　位
5⊿の外斜位

ソフトコンタクトレンズのフィッティング
良好

●検眼枠に5⊿を入れて両眼同時オーバー雲霧法
両眼視力 1.2×[右：S＋1.00 D add 3⊿ Base In，左：S＋1.00 D add 2⊿ Base In]

> 近くがものすごく明るく見える． — Patient

> Dr. Kajita：疲れや頭痛の原因は外斜位です．矯正用具にプリズムを入れる必要がありますが，コンタクトレンズではプリズムが利用できないので，モノビジョンを試してみましょう．モノビジョンとは，片方の眼は遠くを見えるようにしますが，反対の眼はあまり遠くを見えるようにしません．こうすることで，常に眼を内側に寄せていなくてもすむので，疲れにくくなります．もちろん，汎用する1 mくらいの距離は両眼で見るので，それほど違和感がないと思います．試してみましょう．モノビジョンによって遠方視と近方視で輻湊を起こさなくするため，近視度数が安定します．片眼ずつの見え方を比べると違和感があるので，左右眼の見え方を比べないようにしてください．

➡ソフトコンタクトレンズの処方データ：
　右 B.C. 9.0 mm／S－4.00 D／Size 14.2 mm
　左 B.C. 9.0 mm／S－3.75 D／Size 14.2 mm

> 両眼の見え方には全く問題がなく，近くも楽に見える．

Dr. Kajita: 外斜位が原因で眼精疲労が起こっています．外斜位のまま見ると複視が生じるので，単一視するように力を強めて輻湊します．輻湊が起こると，調節が生じて近視を強めてしまいます．両眼で遠くがよく見えるように輻湊することによって生じた調節の増加までも矯正した結果，過矯正にもなっていたのです．もちろん，コンタクトレンズだけの生活では両眼視をする時間が少なくなりますので，プリズム眼鏡も作製して，コンタクトレンズを外したときには必ず，プリズム眼鏡を装用するようにしてください．

装用開始 1 ヵ月後

> 遠くも近くも問題なく見えて，疲れは全く起こらなくなった．

解説　複視が生じないように，眼は輻湊をする．外斜位ではこの輻湊に過剰な力が必要であり，疲労の原因になる．通常は加齢に伴って起こりやすくなるが，20歳代中頃に発症することが多い印象がある．眼鏡であればプリズム入り眼鏡の処方で解決できるが，コンタクトレンズではプリズムを利用することができない．コンタクトレンズの使用をあきらめてもらうのも1つの策であるが，どうしてもコンタクトレンズで矯正したいという症例も

少なくない．交代遮閉試験で斜位を検出したら，検眼枠にプリズムを入れて両眼同時オーバー雲霧法を行う．それにより近視過矯正を検出できれば，診断は容易である．優位眼をプリズム入り両眼同時オーバー雲霧法で得られた適正度数に設定し，対眼は適正度数から－0.75～－1.25 D を減じた値の度数を用いてモノビジョン矯正を行ってみる．もし，違和感を訴える場合には，左右眼を逆にしたモノビジョン矯正を行ってみる．斜位が原因で眼精疲労を発症していた症例であれば，モノビジョンの見え方を容易に受け入れてくれて，症状が改善する．

矯正のポイント

年齢が上がるにつれ外斜位を呈する人が増えるが，外斜位が矯正の障害になる人はそれほど多くはない．斜位近視が強く生じる症例では，斜位が眼精疲労の原因になっていることがある．交代遮閉試験を行えば，斜位の検出は容易にできる．また，斜位が原因の眼精疲労か否かは，両眼同時オーバー雲霧法をプリズムなしとプリズムありの状態で比較して判定する．その差が－0.75 D 以上あれば，眼鏡はプリズムを入れた矯正を勧め，コンタクトレンズはモノビジョン矯正を勧める．

Summary　コンタクトレンズによる近視過矯正の眼精疲労対策

　ソフトコンタクトレンズによる近視過矯正が原因で眼精疲労に陥っている人は，眼鏡レンズによる過矯正よりもはるかに多い．

　原因は，眼鏡による近視過矯正と共通する．コンタクトレンズで近視過矯正が起こりやすいのは，眼鏡レンズでは視野の歪みが強く，過矯正の場合には違和感が生じやすいが，コンタクトレンズでは視野の歪みが出ないため，過矯正でも容易に装用が開始できるためである．

　対処方法も眼鏡処方と類似するが，

①適正度数の矯正を提供する．
②調節負荷を軽減する低加入度数の遠近両用コンタクトレンズを処方する．
③乱視の適正矯正．
④モノビジョン矯正．

となる．ソフトコンタクトレンズによる眼精疲労は概ねこの4つのパターンを覚えることで，十分に対応できる．

Case 012 コンタクトレンズ処方 遠視矯正

単焦点ソフトコンタクトレンズ

● **26歳，男性**

主　訴　眼精疲労

現病歴　以前から眼は疲れやすかったが，1年前頃からさらにひどくなった．疲れ目は老眼が原因と言われて，老眼鏡を使用している．

現　症
- 視力　右 0.9（1.5×S＋1.50 D），左 0.8（1.5×S＋1.75 D）
- オートレフ値　右 S＋2.00 D ⊃ C－0.25 D Ax90°
　　　　　　　　左 S＋2.50 D ⊃ C－0.50 D Ax90°
- 所持眼鏡度数　右 S＋1.00 D，左 S＋1.00 D
　　　　　　　　パソコン作業中に使用している．

職　業　営業職

重要な問診

学生時代の視力は良かったか？➡小学生のときには 2.0 の視力はあった．最近まで視力が下がったことはなかった．
若い頃から肩こりや頭痛が起こりやすかったか？➡中学生の頃から肩こりがあり，時々頭痛薬も服用していた．

両眼同時雲霧法の検査結果
両眼視力　1.5×[右 S＋3.25 D，左 S＋3.50 D]

眼　位　正位

●眼鏡の試し装用　　右S＋3.25 D，左S＋3.50 D

遠くも近くも大きく見えて，気分が悪くなる．

 遠視の眼鏡は拡大して見えますし，周辺視野が歪んで見えますので，慣れが必要です．眼鏡は徐々に慣れることにして，疲れを軽減するためにソフトコンタクトレンズで遠視を矯正することから始めてみましょう．

●トライアルソフトコンタクトレンズの装用
右 B.C. 8.6 mm／S＋3.50 D／Size 13.8 mm，左 B.C. 8.6 mm／S＋3.75 D／Size 13.8 mm

➡ソフトコンタクトレンズのフィッティング：良好
・トライアルソフトコンタクトレンズの視力：
　右 0.9×SCL，左 0.9×SCL，両 1.2×SCLs

世の中が明るく見える．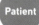

かなり強い遠視があるので，眼鏡ではすぐには矯正できません．コンタクトレンズを外したときには，これまでパソコン作業用に使っていた眼鏡を必ず使用して，裸眼で見ることをやめましょう．

●装用開始1週間後

ソフトコンタクトレンズの調子はとても良い．外したときには必ず眼鏡を掛けていた．疲れは全くなくなったが，裸眼の視力も所持眼鏡を掛けたときの視力も下がったような気がする．

➡ トライアルソフトコンタクトレンズの視力：
  右 1.2×SCL，左 1.2×SCL，両 1.5×SCLs
- 視力：右 0.7(1.5×S＋2.50 D)，左 0.6(1.5×S＋2.75 D)
- オートレフ値：
  右 S＋3.00 D ⊃ C－0.25 D Ax90°，左 S＋3.50 D ⊃ C－0.50 D Ax90°

Dr. Kajita：眼鏡の度数を変えて，眼鏡だけでも仕事ができるように調整しましょう．

眼鏡の試し装用

右 S＋2.50 D add＋1.00 D(PAL)，左 S＋2.75 D add＋1.00 D(PAL)

Patient：視野に歪みを感じて，少し不快感がある．

Dr. Kajita：コンタクトレンズを外したときだけに使用して，歪んで見えることを嫌がらないで受け入れるように努力してみてください．

➡ ソフトコンタクトレンズと眼鏡を処方した．

装用開始 1 ヵ月後

Patient：疲れは全く起こっていない．コンタクトレンズの使用には慣れて，調子が良い．眼鏡の見え方にもだいぶ慣れたが，まだ少し違和感がある．自宅に帰り，コンタクトレンズを外した後は眼鏡を掛けてパソコンを見ているけれど，以前のような疲れは出なくなった．

Dr. Kajita: コンタクトレンズと眼鏡のどちらかは，必ず使用するようにしてください．お風呂に入るときなど，どうしても裸眼になるときにはしっかり見ようとしないで，眼の力を抜いてボーッと見るように努力してください．この状態を続けて，また疲れが出るようになったら来院してください．

解説　小中学生のときに遠くの視力が良く，近方作業が多くなった頃から眼に疲労を訴えるようになった症例は，遠視を疑うべきであり，しかも潜伏遠視分が大きいことも念頭に置くことが大切である．オートレフラクトメータなどで記録した顕性遠視分を矯正したとしても，眼精疲労対策にはならない．当然ながら，遠くの視力が良いといって，日常視を裸眼で過ごさせるのは禁物である．両眼同時雲霧法をしっかり行い，可能な限り遠視度数を引き出して矯正することが大切である．その際，眼鏡レンズでは視野の歪みや拡大した視界に不快を訴えることがあるので，コンタクトレンズを用いて遠視を矯正する習慣をつけると，眼鏡の装用もしやすくなる．しかし，それでも眼鏡ではコンタクトレンズのように完全に遠視を矯正することは困難であるので，累進屈折力レンズの処方が奏効することも少なくない．

矯正のポイント　遠視の矯正は，眼鏡では網膜像が拡大し，周辺視野に歪みを感じる．また，眼鏡レンズのプリズム効果のため，眼の動きによる視野の動きが裸眼のときよりも速くなることも不快感の原因になる．その点，コンタクトレンズは網膜像の拡大も少なく，眼球と一緒にレンズが動くので眼の動きによる視界の動きにも慣れやすい．このため，時には潜伏遠視分を予想したうえでやや過矯正にしても違和感がなく，疲れの軽減に効果的なことも少なくない．

Case 013 コンタクトレンズ処方 遠視矯正

遠近両用ソフトコンタクトレンズ

● **46歳，女性**

主 訴 眼精疲労，近方視障害

現病歴 以前から肩こりがあり，眼は疲れやすかった．1年前頃から手元も見えにくくなってきた．

現 症
- 視力　右 1.5（1.5×S＋0.50 D），左 1.5（1.5×S＋0.50 D）
- オートレフ値　右 S＋0.25 D ⊂ C－0.25 D Ax180°
　　　　　　　　左 S＋0.25 D ⊂ C－0.25 D Ax180°
- 眼鏡・コンタクトレンズの使用経験なし

職 業 受付業務

重要な問診
学生時代の視力は良かったか？➡両眼とも1.5以上の視力はあった．
若い頃から肩こりや頭痛が起こりやすかったか？➡はい．
夕刻に遠くが見えにくいと感じたことは？➡1年半前頃から気になっていた．

両眼同時雲霧法の検査結果
両眼視力　1.5×[右 S＋0.75 D，左 S＋0.75 D]

眼 位 正位

● 眼鏡の試し装用　　右 S＋0.75 D，左 S＋0.75 D

手元は明るくよく見える．遠くが見えにくい．

● 2 回目の眼鏡の試し装用
　　右 S＋0.25 D add＋1.00 D (PAL)，左 S＋0.25 D add＋1.00 D (PAL)

遠くも近くもよく見える．視界の下側が少し歪んで見えるが，なんとか掛けられそう．

視界に歪みの出ない眼鏡はないので，常用できるようにがんばりましょう．

受付業務のときには眼鏡を掛けたくないので，コンタクトレンズは使えませんか？

コンタクトレンズでも同じような矯正が可能ですが，眼鏡のようにはくっきりと見えません．それが妥協できれば，コンタクトレンズも使用可能です．試してみましょう．

● トライアル遠近両用ソフトコンタクトレンズの装用
　　右 S＋0.25 D add＋1.50 D，左 S＋0.25 D add＋1.50 D

➡ ソフトコンタクトレンズのフィッティング：良好

これが，先ほど試した眼鏡とほぼ同じ度数のコンタクトレンズです．眼鏡より少しモワッとした見え方だと思いますが，耐えられそうですか？

> 遠くの見え方は裸眼よりも少しピントがあまい感じがしますが，手元は明るくくっきり見えます．試してみたいです．

➡ 眼鏡の処方データ：右 S＋0.25 D add＋1.00 D（PAL）
　　　　　　　　　　左 S＋0.25 D add＋1.00 D（PAL）
・ソフトコンタクトレンズの処方データ：
　右 B.C. 8.7 mm／S＋0.25 D／Size 14.2 mm add＋1.50 D
　左 B.C. 8.7 mm／S＋0.25 D／Size 14.2 mm add＋1.50 D

● 装用開始 2 週間後

> 眼鏡とコンタクトレンズのどちらかは，必ず使用するようにしています．以前から長く続いていた肩こりも眼の疲れも感じなくなりました．

> しばらくはこの状態で続けましょう．また，疲れを感じるようになったら来院してください．

解説　若い頃から肩こりを経験している症例はほとんどが遠視で，遠視を適切に矯正することで肩こりが消退する．老視の初期症状は，昼間には遠くがよく見えている矯正でも夕刻になると遠くがぼけて見える"After five blur"の状態になる．それから少し老視が進行すると，薄暮下で手元が見えにくく感じる．屈折異常の程度により多少の差はあるが，概ね 44 歳 6 ヵ月で訪れる．

　これまで裸眼で過ごしていた人は眼鏡装用を嫌う傾向

にあるが，老視が進行してから遠近両用眼鏡に慣れるのは困難を伴うことが多いので，老視の初期症状のうちに累進屈折力レンズの装用に慣れるのが望ましい．

最近では遠近両用コンタクトレンズの性能も向上しているので，ぜひ試したい方法の1つであるが，必ず眼鏡の処方も行うことを忘れないでほしい．

矯正のポイント

遠近両用コンタクトレンズの処方時には，快適に使える眼鏡の度数と同じ度数（±4.00 D を超える場合には頂点間距離補正を行う）で装用して，「これが遠近両用コンタクトレンズの見え方ですよ．使えそうですか？」と説明するのが最も効率のよい処方方法である．初めて遠近両用コンタクトレンズを使用する人は，度数さえ調整すれば眼鏡や単焦点コンタクトレンズと同じ程度に遠くがくっきり見えるようになると思っている人も少なくない．手元が楽に見えるようになる分，遠くの見え方は少しあまくなることを伝えて，その見え方に不満を感じさせないように導けば，処方は決して難しくはない．

Case 014　コンタクトレンズ処方　遠視矯正

モノビジョン矯正

● **48歳，男性**

主　訴　眼精疲労，視力障害

現病歴　若い頃から眼が疲れやすかったが，最近は遠くも近くも見えにくくなってきた．

現　症
- 視力　右 0.6（1.5×S＋2.25 D），左 0.7（1.5×S＋2.50 D）
- オートレフ値　右 S＋1.75 D ⊃ C－0.25 D Ax90°
　　　　　　　　左 S＋2.00 D ⊃ C－0.50 D Ax90°
- 所持眼鏡なし

職　業　事務職

重要な問診
学生時代の視力は良かったか？➡両眼とも 1.5 以上はあった．
視力低下はいつ頃からか？➡ 2 年前頃から気になっていた．

両眼同時雲霧法の検査結果
両眼視力　1.5×[右 S＋2.50 D，左 S＋2.50 D]

眼　位　正位

●眼鏡の試し装用　　右 S＋2.50 D，左 S＋2.50 D

> 遠くがよく見えない． — Patient

➡ 違和感を生じないところまで度数を下げてみる．

● 2回目の眼鏡の試し装用　　右 S＋1.25 D，左 S＋1.25 D

> 違和感はないが，遠くも近くも裸眼とそんなに変わらない． — Patient

Dr. Kajita: いきなり眼鏡を掛けるのは無理そうですね．遠視をしっかり矯正しないと眼精疲労は改善できないので，コンタクトレンズを使ってみましょう．

> コンタクトレンズは絶対に使いたくない． — Patient

Dr. Kajita: コンタクトレンズを使うか使わないかは後で考えることにして，コンタクトレンズで遠視が完全に矯正できるか試してみましょう．

●トライアルソフトコンタクトレンズの装用
　右 B.C. 8.8 mm／S＋1.25 D／Size 13.8 mm，左 B.C. 8.8 mm／S＋2.50 D／Size 13.8 mm

➡ モノビジョン矯正を勧める．

> 明るく見えて，遠くも近くもよく見える．若いときに戻ったような気がする．違和感もあまりない．ぜひ，コンタクトレンズを使ってみたい． — Patient

Dr. Kajita: コンタクトレンズを使う練習から始めましょう．ただ，ゆくゆくは眼鏡の使用も考えたいので，コンタクトレンズに慣れたら，眼鏡にも挑戦しましょう．

解説　若い頃に視力が良かった眼は遠視であることが多い．遠視眼は，遠くの視力が良いうちに累進屈折力レンズの眼鏡を使用し始めるのが最も快適であるが，残念ながら裸眼の遠方視力が低下するまで眼鏡を使用しなかった症例では，眼鏡の装用に慣れるのがとても大変である．このような場合には，コンタクトレンズのほうがなじみやすい．コンタクトレンズで遠視を矯正するのに慣れることによって，眼鏡でも遠視を矯正しやすくなる．

矯正のポイント　このような症例では，眼鏡の見え方に強い違和感を訴える場合も少なくない．そのようなときには累進屈折力レンズが奏効することもあるが，この患者さんの場合には適正矯正の遠視度数と快適に見えると主張する遠視度数の差が 1.25 D とかなり大きい．老視が急激に進行する 40 歳代後半で，遠視と老視を遠近両用眼鏡や遠近両用コンタクトレンズで同時に満足させることは難しい．コンタクトレンズを使ってモノビジョン矯正することで，意外に容易に解決することがある．

> **Summary** コンタクトレンズによる遠視矯正の眼精疲労対策

　眼精疲労を若い年齢で発症する症例のほとんどは，遠視眼である．遠視眼に眼鏡やコンタクトレンズを処方するのが難しいのは，

① 若いときには遠方視力が良いので，"眼は良い"と思っている．
② 視力に問題を感じていないので，眼科の受診歴はほとんどない．
③ 眼鏡やコンタクトレンズは自分とは無縁のものと思っている．
④ 老視が進行した後では，眼鏡レンズによる視野の歪みが大きいので，装用に慣れにくい．

ためである．

　遠視の眼鏡による視野の歪みに慣れにくい場合には，コンタクトレンズが有効である．しかし，いくら遠視矯正の必要性を説明しても眼鏡でさえ拒絶する症例が"コンタクトレンズを入れてみよう"という気持ちには，なかなかなってもらえない．

　対策として，

① 検査のためと偽ってでも，医師の手でコンタクトレンズの装用を試みる．コンタクトレンズで遠視が矯正され，歪まない視野の見え方に感激してもらえば，自らコンタクトレンズを使用しようとする気持ちになってもらえることが多い．

② 初めて装用するコンタクトレンズの度数の選択が大切である．遠視には必ず潜伏遠視があると考えて，35歳未満ならば，オートレフラクトメータで得られた遠視よりも＋1.50 Dを加

えた度数を選択する．35歳以上ならば＋1.00Dを加えた度数で試し装用をするのがよい．遠くが少し見えにくいと訴えても中間距離から近くが快適に見えれば，その矯正で1週間くらい試してもらうと，遠方の矯正視力も改善してくることがある．時間をかけてじっくり矯正することが大切である．

③頭痛や肩こりの症状が激しい35歳以上ならば，最初から遠近両用コンタクトレンズを勧めるのも眼精疲労対策として有効である．

④最初に顕性遠視だけをコンタクトレンズで矯正すると，遠くの見え方に対する不満は生じないが，眼精疲労対策にはならず，快適さは提供できない．遠視のコンタクトレンズによる矯正は，遠視の過矯正から始めるのがよい．眼鏡ではできない技である．

が挙げられる．

　遠視をコンタクトレンズで矯正し始めると潜伏遠視が徐々に顕性化してきて，安定するまでに何度も何度も度数を交換しなければならないことも多く，"遠視は怪物"と思わされることも少なくない．その"怪物"は，生涯コンタクトレンズを手放せなくなる．

Case 015 コンタクトレンズ処方 乱視未矯正

乱視用ソフトコンタクトレンズ①

● **22歳，女性**

主　訴　眼の疲労感，頭痛

現病歴　コンタクトレンズを装用していると眼の疲労感があり，時々頭痛も起こるようになった．頭部MRI検査を受けたが，異常はなかった．眼鏡の装用には問題はない．

現　症
- 矯正視力
  右 0.8×SCL（1.5×SCL ⊃ S＋0.75 D ⊃ C－1.50 D Ax90°）
  左 0.8×SCL（1.5×SCL ⊃ S＋0.75 D ⊃ C－1.50 D Ax90°）
- オーバーオートレフ値　右 S＋1.00 D ⊃ C－2.00 D Ax90°
  　　　　　　　　　　　左 S＋1.00 D ⊃ C－2.00 D Ax90°
- 裸眼視力　右 0.2（1.2×S－2.50 D ⊃ C－1.50 D Ax90°）
  　　　　　左 0.1（1.2×S－3.50 D ⊃ C－1.50 D Ax90°）
- 裸眼オートレフ値　右 S－3.00 D ⊃ C－1.75 D Ax90°
  　　　　　　　　　左 S－3.50 D ⊃ C－1.75 D Ax90°
- 使用中のソフトコンタクトレンズデータ
  右 B.C. 8.7 mm／S－4.00 D／Size 14.2 mm
  左 B.C. 8.7 mm／S－5.00 D／Size 14.2 mm
- 所持眼鏡度数　右 S－2.50 D ⊃ C－1.50 D Ax90°
  　　　　　　　左 S－3.00 D ⊃ C－1.50 D Ax90°

| 職　業 | 学生 |

重要な問診

現在使用中のソフトコンタクトレンズはいつ頃処方されたか？
→ 3ヵ月前.
度数調整したときの時間帯は？→ 日曜日の昼.
眼鏡はいつ処方されたか？→ 3年以上前.
眼鏡は使用しているか？→ ソフトコンタクトレンズを入れる前と外した後には使用している.

乱視を矯正して両眼同時オーバー雲霧法の検査結果

両眼視力　1.2×SCL⊃[右 S＋1.50 D ⊃ C－1.50 D Ax90°
　　　　　　　　　　　左 S＋2.00 D ⊃ C－1.50 D Ax90°]

眼　位　正位

ソフトコンタクトレンズのフィッティング　良好

Dr. Kajita: 乱視を矯正していなかったので，球面度数が右－1.50 D，左－2.00 D も過矯正になっていました．コンタクトレンズの規格に－1.50 D の円柱度数がないので，コンタクトレンズの度数：右 S－2.50 D ⊃ C－1.25 D Ax90°，左 S－3.00 D ⊃ C－1.25 D Ax90°を入れてみましょう．

●トライアル乱視用ソフトコンタクトレンズの装用
右 S－2.50 D ⊃ C－1.25 D Ax90°，左 S－3.00 D ⊃ C－1.25 D Ax90°

Patient: 眼を細めなくても，くっきり見える．

これは，乱視の眼は裸眼でよく見ようとするときに眼を細めて見る習慣があるために起こりやすい誤りです．特に倒乱視では，屈折度数が垂直方向に比べて水平方向で大きいので，眼瞼を細めるとピント位置が近くにシフトするために乱視を矯正しないと球面度数が過矯正になりやすいのです．

➡ソフトコンタクトレンズの処方データ：
右 B.C. 8.7 mm／S－2.50 D⊃C－1.25 D Ax90°／Size 14.5 mm
左 B.C. 8.7 mm／S－3.00 D⊃C－1.25 D Ax90°／Size 14.5 mm

すごくよく見えて，疲れが出ない．

眼の疲れや頭痛は，実際には乱視があるのに普通のソフトコンタクトレンズで矯正を行ったので，球面度数が強くなってしまったため起こっていたのです．これは，倒乱視のため眼瞼を細めて強主経線方向（水平方向）の屈折度数で遠くがよく見えるように調整されたためと考えられます．眼鏡度数には適切な乱視矯正が入っているので，快適なのでしょう．今入れたコンタクトレンズの度数は，眼鏡とほぼ同じ度数なのです．

装用開始1週間後

遠くも近くもすっきり見えて，全く疲れなかった．頭痛も起こっていない．

解説

乱視用ソフトコンタクトレンズは価格がわずかに高いことが多く，そのために安く仕上げたいという患者さんの要求を聞き入れて球面ソフトコンタクトレンズで処方されていることがある．直乱視は眼瞼を細めることで水平方向の弱主経線屈折に近づくため，乱視未矯正でも比較的過矯正になりにくいが，倒乱視では水平方向が強主経線屈折であるため，過矯正になりやすい．乱視による網膜のぼけ像は調節を誘発するために，さらに過矯正度数を提供することになり，眼精疲労の原因になる．乱視用ソフトコンタクトレンズも銘柄が豊富にそろってきており，ソフトコンタクトレンズでも乱視を適切に矯正できるようになってきている．

矯正のポイント

眼の疲れを訴える症例で，ソフトコンタクトレンズ装用のオーバーオートレフ値が球面度数−0.50Dよりも遠視側で，円柱度数−1.00D以上が検出されたら，乱視矯正不足による球面度数の過矯正を検討する必要がある．乱視を矯正した両眼同時オーバー雲霧法を行うことで，快適な矯正度数を見つけることができる．乱視が矯正できれば，見え方は極度に改善されるため，これまでよりも球面度数は低い値ですむことが多い．乱視による網膜のぼけ像によって調節緊張状態にあることが多いので，完全矯正を目指すよりは少し低矯正を目指してもよい．

Case 016 コンタクトレンズ処方 乱視未矯正

乱視用ソフトコンタクトレンズ②

- **25 歳，女性**

主 訴 眼の疲労感，頭痛，肩こり

現病歴 コンタクトレンズを装用していて眼の疲れが激しいので，コンタクトレンズの度数を下げてもらったが，症状はさらにひどくなった気がする．

現 症
- 矯正視力　右 0.9×SCL (n.c.)，左 0.9×SCL (n.c.)
- オーバーオートレフ値　右 S－1.50 D⊃C－1.25 D Ax178°
　　　　　　　　　　　左 S－1.25 D⊃C－1.25 D Ax3°
- 裸眼視力　右 0.08 (1.2×S－1.50 D⊃C－1.00 D Ax180°)
　　　　　　左 0.1 (1.2×S－1.00 D⊃C－1.00 D Ax180°)
- 裸眼オートレフ値　右 S－2.00 D⊃C－1.25 D Ax177°
　　　　　　　　　左 S－1.50 D⊃C－1.25 D Ax178°
- 使用中のソフトコンタクトレンズデータ
　　右 B.C. 8.7 mm／S－2.25 D／Size 14.2 mm
　　左 B.C. 8.7 mm／S－1.75 D／Size 14.2 mm
- 所持眼鏡　持参していない

職 業 会社員

重要な問診

現在使用中のソフトコンタクトレンズはいつ頃処方されたか？
　➡ 2ヵ月前.
度数調整したときの時間帯は？➡仕事帰りの夕刻.
眼鏡はいつ処方されたか？➡ 5年以上前.
眼鏡は使用しているか？➡ほとんど使っていない.

乱視を矯正した両眼同時オーバー雲霧法の検査結果

両眼視力　1.2×SCL⊃[右 S＋1.00 D⊃C－0.75 D Ax180°
　　　　　　　　　　　左 S＋1.00 D⊃C－0.75 D Ax180°]

眼位　正位

ソフトコンタクトレンズのフィッティング　良好

Dr. Kajita: 乱視が矯正されていなかったため，両眼ともに＋1.00 Dも球面度数が過矯正になっていました．乱視用のコンタクトレンズを試してみましょう．

●トライアル乱視用ソフトコンタクトレンズの装用
右 S－1.25 D⊃C－0.75 D Ax180°，左 S－0.75 D⊃C－0.75 D Ax180°

Patient: これまでのレンズよりもくっきり見える．

➡ソフトコンタクトレンズの処方データ：
　右 B.C. 8.7 mm／S－1.25 D⊃C－0.75 D Ax180°／Size 14.5 mm
　左 B.C. 8.7 mm／S－0.75 D⊃C－0.75 D Ax180°／Size 14.5 mm

> すっきり見えて，全く疲れなくなった． — Patient

> Dr. Kajita: 乱視の未矯正によって球面度数が強くなり，疲れやすくなっていたのだと思います．近視過矯正による疲れと判断して度数を下げたのでしょうが，さらに見えにくくなり疲れが増したのだと思います．度数を下げたとのことでしたが，それでも球面度数は強すぎでしたから，以前のコンタクトレンズはかなり強かったのでしょう．

●装用開始 1 週間後

> 眼の疲れも起こらなくなり，頭痛や肩こりもなくなった． — Patient

解説　ソフトコンタクトレンズの処方では，軽度の乱視は最小錯乱円度数で処方するのが一般的になっているが，乱視による網膜のぼけ像のために調節が強く介入して，本来の最小錯乱円矯正よりも強い度数のレンズが処方されていたものと考える．

矯正のポイント

　網膜像のぼけに対する脳の許容量には個人差がある．眼の疲れを訴えて来院した場合には，コンタクトレンズを装用したうえでオーバーオートレフ値を測定し，−1.00 D以上の乱視が検出される場合には，疲労の原因が乱視未矯正にあることを疑い，両眼同時オーバー雲霧法を行ってみる．球面度数に−0.75 D以上の過矯正が存在する場合には，乱視用コンタクトレンズを勧めてみる．この場合，加えた円柱度数と同じ値以上の球面度数を減じることができれば，眼の疲労は確実に少なくなる．

Case 017 コンタクトレンズ処方 乱視未矯正

乱視用ソフトコンタクトレンズ③

● **23歳，女性**

主 訴 眼精疲労，頭痛，全身倦怠感

現病歴 子どもの頃から視力はあまり良くなかった．何度かハードコンタクトレンズを作ったが，異物感がひどく使えなかった．中学生の頃からソフトコンタクトレンズを使っていたがあまりよくは見えなかった．高校生の頃から疲れがひどくなり，学習にも集中できなくなった．最近は精神神経科にも通院している．眼鏡もコンタクトレンズも合っていない気がする．

現 症
- 矯正視力　右 0.6×SCL(n.c.)，左 0.6×SCL(n.c.)
- オーバーオートレフ値　右 S+1.00 D ⊃ C−3.75 D Ax180°
　　　　　　　　　　　左 S+1.00 D ⊃ C−3.50 D Ax176°
- 裸眼視力　右 0.1(1.2×S+1.50 D ⊃ C−3.00 D Ax180°)
　　　　　　左 0.1(1.2×S+1.50 D ⊃ C−3.00 D Ax180°)
- 裸眼オートレフ値　右 S+1.25 D ⊃ C−4.00 D Ax180°
　　　　　　　　　　左 S+1.50 D ⊃ C−3.75 D Ax178°
- 使用中のソフトコンタクトレンズデータ
　　右 B.C. 8.7 mm／S+1.00 D／Size 14.2 mm
　　左 B.C. 8.7 mm／S+1.00 D／Size 14.2 mm
- 所持眼鏡度数　右 S+1.00 D ⊃ C−1.00 D Ax180°
　　　　　　　　左 S+1.00 D ⊃ C−1.00 D Ax180°

職業 会社員(休職中)

重要な問診
現在使用中のソフトコンタクトレンズはいつ頃処方されたか？
→ 2年前.
度数調整したときの時間帯は？→平日の午前中.
眼鏡はいつ処方されたか？→ 5年以上前.
眼鏡は使用しているか？→コンタクトレンズを使わないときには必ず使用している.

乱視を矯正した両眼同時オーバー雲霧法の検査結果
両眼視力　1.2×SCL⊃[右 S+2.00 D⊃C−2.25 D Ax180°
　　　　　　　　　　左 S+2.00 D⊃C−2.25 D Ax180°]

眼位 正位

ソフトコンタクトレンズのフィッティング　良好

● **眼鏡の試し装用**
右 S+2.00 D⊃C−2.25 D Ax180°，左 S+2.00 D⊃C−2.25 D Ax180°

よく見えるけれど丸いものが楕円に見えて，気分が悪くなりそう．

Patient

Dr. Kajita

眼鏡レンズだとゆがみが出ますが，コンタクトレンズだと大丈夫です．乱視が矯正されていなかったため，両眼ともに遠視の球面度数が低矯正になっていました．乱視用のコンタクトレンズを試してみましょう．

● トライアル乱視用ソフトコンタクトレンズの装用
右 S＋3.00 D ⊃ C－2.25 D Ax180°，左 S＋3.00 D ⊃ C－2.25 D Ax180°

> 眼の力が抜けるようで，とても楽に見える．

➡ ソフトコンタクトレンズの処方データ：
右 B.C. 8.7 mm／S＋3.00 D ⊃ C－2.25 D Ax180°／Size 14.5 mm
左 B.C. 8.7 mm／S＋3.00 D ⊃ C－2.25 D Ax180°／Size 14.5 mm

> すっきり見える．

> 乱視による網膜のぼけ像が調節を強く働かせて，遠視を隠してしまっていたようです．もしかすると，まだ遠視が隠れているかもしれません．眼の疲れが取れると徐々に遠視が顕性化しますので，しばらくこの度数で様子をみましょう．

● 装用開始 1 週間後

> 眼の疲れも起こらなくなり，頭痛や肩こりもなくなった．

➡ オーバーオートレフ値：右 S＋1.25 D ⊃ C－1.25 D Ax7°
　　　　　　　　　　　　左 S＋1.00 D ⊃ C－1.00 D Ax180°

> やはり遠視が顕性化してきましたね．乱視は予想以上に矯正されています．もう少し遠視の度数を上げましょう．

➡ ソフトコンタクトレンズの再処方データ：
　右 B.C. 8.7 mm／S＋4.25 D⌒C－2.25 D　Ax180°／Size 14.5 mm
　左 B.C. 8.7 mm／S＋4.00 D⌒C－2.25 D　Ax180°／Size 14.5 mm

● さらに1週間後

> 今までの疲れは何だったのだろう．とても快適．もっと早くこのレンズに出合っていたら，学習にあんなに苦労しなかったと思う．　— Patient

> Dr. Kajita — これだけの遠視性乱視を矯正できるソフトコンタクトレンズは，最近ようやく使えるようになったのです．よかったですね．

解説　遠視の矯正は難しい．若年者はかなりの低矯正でも視力が出てしまうので，十分に矯正されないことがある．また，乱視があると眼鏡レンズでは視野の歪みがひどく，またレンズの中央部分でしか適切に矯正されず，周辺視野はぼけてしまうためとても装用感が悪い．コンタクトレンズは視野の歪みを生じないので，矯正が容易であるが，以前は遠視性乱視を矯正するソフトコンタクトレンズがなかったため，乱視用のハードコンタクトレンズの処方が必須だった．以前に処方されたハードレンズは通常の球面ハードレンズだったのだろう．遠視性乱視の場合，ソフトコンタクトレンズの中央部分が厚いためか，ソフトコンタクトレンズ自身が角膜乱視を矯正し，実際の円柱度数以上に乱視が矯正されることも少なくない．

矯正のポイント

　乱視による網膜のぼけ像が調節を誘発することが，見かけの遠視を小さくしてしまっている．遠視だけでも潜伏遠視が大きくなっているのに加えて，乱視がある場合にはさらに大きな遠視が潜伏している可能性を常に念頭に置く必要がある．遠視性乱視は角膜乱視と全乱視の軸が一致していれば，コンタクトレンズ自身がある程度乱視を矯正できる．

　強い遠視，遠視性乱視で眼精疲労を訴えている場合には，眼鏡よりもコンタクトレンズのほうが対処しやすい．

> **Summary** コンタクトレンズによる乱視未矯正の
> 眼精疲労対策

乱視が未矯正で眼精疲労を訴えている人も意外に多い．乱視が矯正されないで放置される理由は，

- ①乱視を矯正しなくても視力が出てしまう．
- ②乱視用コンタクトレンズの処方は難しいと医師が思っている．
- ③乱視用コンタクトレンズの販売価格が高い．
- ④乱視用コンタクトレンズの製作範囲が狭い．

などが挙げられる．それぞれの対処方法は，

- ①オートレフラクトメータの値をしっかり見れば，乱視の存在は容易にわかる．視力補正を行うだけではなく，適切な屈折矯正を行う知識を身につけることが必要である．

- ②適切な屈折矯正の知識があれば，乱視用コンタクトレンズの処方はソフトでもハードでも決して難しくはない．本書の説明を参考に，研鑽を積んでほしい．

- ③以前ほど大きな差はなくなっているので，積極的に処方してほしい．

- ④確かに，いまだ十分ではないが，それでも徐々に製作範囲は広がってきている．正しく適切に処方すれば，乱視用コンタクトレンズの処方割合は必ず増えると思う．処方割合が増えれば，製作範囲も広くしていただけると思うので，積極的に乱視用コンタクトレンズの処方に取り組んでほしい．

である．患者さんに快適な矯正が提供できるよう，正しい知識を身につけることが大切である．

Case 018 コンビネーション矯正処方

強度近視

● **65歳，女性**

主 訴 眼精疲労

現病歴 眼の疲れがひどく，眼鏡が合わない．

現 症
- 視力　右 0.02（1.0×S−14.00 D）
　　　　左 0.02（1.0×S−15.00 D）
- オートレフ値　右 S−14.25 D ⌒ C−0.75 D Ax90°
　　　　　　　　左 S−15.50 D ⌒ C−0.50 D Ax90°
- 所持眼鏡度数　遠用〔右 S−15.00 D，左 S−15.00 D〕
　　　　　　　　近用〔右 S−10.00 D，左 S−10.00 D〕
- 中間透光体　軽度の核白内障を認める．

職 業 自営販売業

重要な問診
現在の遠用眼鏡を作製したのはいつ頃か？➡半年前．
近用眼鏡を作製したのはいつ頃か？➡近用として作製したのではなく，10年前に常用していたものを掛けて近くを見たらよく見えるので，近用として使用している．
ほかに眼鏡をもっていないか？➡3年前に作ったが合わなくなったので，半年前に新しい眼鏡に取り替えた．

両眼同時雲霧法の検査結果

両眼視力　1.0×［右 S－14.00 D，左 S－15.00 D］

眼　位　正位

Dr. Kajita：強度の近視ですし，使用している眼鏡レンズ度数からすると，急激に近視が進行してきている原因は核白内障と思います．おそらく，この先も近視が進行してくる可能性があります．また，眼鏡レンズですと，見る物が小さく見えるので，視力値としては低くなってしまいます．コンタクトレンズと眼鏡を併せて使うのが快適だと思います．一度試してみましょう．

Dr. Kajita：コンタクトレンズ矯正下で残りの屈折が－3.00 D を目指すと，右は－11.00 D，左は－12.00 D である．頂点間距離補正は右－9.75 D，左－10.50 D となる．とりあえず，近視の進行が早いから2週間交換ソフトコンタクトレンズで試してみよう．

●トライアルソフトコンタクトレンズの装用

右 B.C. 8.6 mm／S－10.00 D／Size 13.8 mm，左 B.C. 8.6 mm／S－10.00 D／Size 13.8 mm

➡ソフトコンタクトレンズのフィッティング：良好
・ソフトコンタクトレンズ上のオーバーオートレフ値：
　右 S－2.50 D ⊃ C－1.00 D Ax90°
　左 S－2.75 D ⊃ C－1.00 D Ax90°
・ソフトコンタクトレンズ上の両眼同時雲霧法：
　両眼視力　1.2×SCL ⊃ ［右 S－2.00 D ⊃ C－0.50 D Ax90°
　　　　　　　　　　　　左 S－2.25 D ⊃ C－0.50 D Ax90°］

・ソフトコンタクトレンズに併せて使用する眼鏡の度数：
　右 S−2.00 D ⊃ C−0.50 D Ax90°　add＋1.75 D（PAL）
　左 S−2.25 D ⊃ C−0.50 D Ax90°　add＋1.75 D（PAL）

> 遠くも近くも，少し大きく明るく見える． —— Patient

> Dr. Kajita：とりあえず，コンタクトレンズがうまく装用できるか練習をしてみましょう．

➡ ソフトコンタクトレンズの処方データ：
　右 B.C. 8.6 mm／S−10.00 D／Size 13.8 mm
　左 B.C. 8.6 mm／S−10.00 D／Size 13.8 mm
・眼鏡の処方データ：
　右 S−2.00 D ⊃ C−0.50 D Ax90°　add＋1.75 D（PAL）
　左 S−2.25 D ⊃ C−0.50 D Ax90°　add＋1.75 D（PAL）

●装用開始3ヵ月後

> 仕事中はコンタクトレンズと眼鏡を併せて使用しており，自宅ではコンタクトレンズだけで過ごしているが，これまで経験したことがないほど快適．眼の疲れも起こらなくなった． —— Patient

解説

強度近視は眼鏡レンズでは網膜像が縮小されるので，視力値が低くなる傾向にある．また，強度近視では標準仕様の累進屈折力レンズがなく，特注になる．核白内障による近視増加が進行していることなどを考えると，コンタクトレンズで強度近視を矯正し，近視が増加したら，コンタクトレンズ度数で調整することを検討したほうがよいと考えた．累進屈折力レンズの加入度数は初めての使用のため，+1.75 D を用いた．

矯正のポイント

強度近視は，眼鏡の累進屈折力レンズも遠近両用コンタクトレンズもメーカーの製作範囲外であることが多く，試し装用で良くても眼鏡が作製できないことがある．処方前にレンズの製作範囲を確認することが大切である．眼鏡とコンタクトレンズの併せ処方が有効であるが，どちらに遠近両用レンズを用いるのが快適かは，症例によって異なる．筆者の経験では，球面コンタクトレンズで中等度の近視を提供し，眼鏡レンズの下のほうが0（ゼロ）度数になるような累進屈折力レンズを用いるのが快適のようである．

核白内障による近視化は個人差も大きいが，短期間で近視がどんどん強まることも少なくない．このようなとき，頻回交換型ソフトコンタクトレンズを用いると，進行した近視分だけをコンタクトレンズの度数で調整することができ，眼鏡レンズを取り替えるよりは経済的である．

Case 019 コンビネーション矯正処方

強度遠視

● **46歳，男性**

主 訴 眼精疲労

現病歴 以前から眼が疲れやすく，眼鏡が合わない．

現 症
- 視力　右 0.6（1.2×S＋4.50 D），左 0.6（1.2×S＋4.50 D）
- オートレフ値　右 S＋4.00 D ⌒ C－0.50 D Ax180°
　　　　　　　　左 S＋4.00 D ⌒ C－0.50 D Ax180°
- 所持眼鏡度数　遠用〔右 S＋2.00 D，左 S＋2.00 D〕
　　　　　　　　パソコン用〔右 S＋3.50 D，左 S＋3.50 D〕

職 業 SE（システムエンジニア）

重要な問診

現在の遠用眼鏡を作製したのはいつ頃か？ ➡ 1年前．
パソコン用眼鏡を作製したのはいつ頃か？ ➡ 6ヵ月前．
ほかに眼鏡をもっていないか？ ➡ ほかにも4つもっているが，合わないので今は，この2つしか使っていない．

両眼同時雲霧法の検査結果
両眼視力　1.2×〔右 S＋6.00 D，左 S＋6.00 D〕

眼 位 正位

眼鏡の試し装用
右 S+6.00 D add+1.00 D（PAL）, 左 S+6.00 D add+1.00 D（PAL）

➡実は，遠視度数の累進屈折力レンズは一般には+5.00 D 程度までで，それ以上の度数は製作範囲外になることが多い．メーカーによっては+7.00 D 程度まで製作してくれるが，視野の歪みが強く，製作できても装用できないことが多い．

> 物が大きく見えて気持ちが悪くなる． —— **Patient**

> **Dr. Kajita**：遠視が強く，表に出ている遠視（顕性遠視）だけでもかなり強いですが，まだまだ遠視が隠れており（潜伏遠視），潜伏遠視分はピント合わせの力（調節力）で埋め合わせているために，疲れがひどいのです．遠視をコンタクトレンズで矯正すれば歪みも少なく，疲れにくい矯正ができますので，一度試してみましょう．

> **Dr. Kajita**：コンタクトレンズで近視眼になるように矯正しても，裸眼よりも良い視力が出る矯正を行えば不快感は少ないはずである．両眼同時雲霧法で+6.00 D が得られているので，−1.00 D を目標にコンタクトレンズを装用してみよう．眼鏡レンズの+7.00 D は，コンタクトレンズにすると+7.75 D である．+7.75 D は製作されていないので+8.00 D を使用してみよう．

トライアルソフトコンタクトレンズの装用
右 B.C. 8.6 mm／S+8.00 D／Size 14.2 mm, 左 B.C. 8.6 mm／S+8.00 D／Size 14.2 mm

➡ソフトコンタクトレンズのフィッティング：良好
・ソフトコンタクトレンズ上のオーバーオートレフ値：
　右 S−1.50 D ⊃ C−0.75 D Ax90°
　左 S−1.50 D ⊃ C−0.50 D Ax90°

- ソフトコンタクトレンズ上の両眼同時雲霧法：
  両眼視力　1.2×SCLこ[右 S－1.00 D，左 S－1.00 D]
- ソフトコンタクトレンズに併せて使用する眼鏡の度数：
  右 S－1.00 D　add＋1.00 D(PAL)
  左 S－1.00 D　add＋1.00 D(PAL)

> 自然に見えて，違和感がない． <Patient>

> とりあえず，コンタクトレンズがうまく装用できるか練習をして，1週間使ってみましょう．その間は，眼鏡を使わないでコンタクトレンズだけで過ごしてみてください． <Dr. Kajita>

➡お試しソフトコンタクトレンズの処方データ：
右 B.C. 8.6 mm／S＋8.00 D／Size 14.2 mm
左 B.C. 8.6 mm／S＋8.00 D／Size 14.2 mm

●装用開始 1 週間後

> 仕事をしても眼鏡のときよりも疲れなかった，眉間部に軽い痛みを感じる．このくらい見えるのなら，コンタクトレンズだけで過ごせそう．

➡視力：右 0.6×SCL，左 0.6×SCL，両 0.8×SCLs
・眼位：4Δ の外斜位

> 初診時に眼位が正位だったのは，調節輻湊が関与していたためで，実際の眼は外斜位があったのです．眼鏡で眼位矯正することで眉間部の痛みはなくなると思います．やはり，眼鏡を併せて使用する必要があります．

➡ 眼鏡の処方データ：
　右 S−1.00 D　add＋1.00 D　2⊿ Base In(PAL)
　左 S−1.00 D　add＋1.00 D　2⊿ Base In(PAL)

● **眼鏡装用開始 1 ヵ月後**

最初 1 週間くらいはかえって疲れる感じがしたが，その後は眼鏡の違和感がなくなり，全く疲れなくなった．

解説　強度の遠視は潜伏遠視が大きく，顕性遠視だけの矯正では，良好な視力が得られても眼の疲れは解消できない．コンタクトレンズを使えば，潜伏遠視分も含めた過矯正を提供しても違和感が少なく，調節による疲労を抑制できる．

矯正のポイント　強度遠視で眼精疲労に陥っている場合には，潜伏遠視の存在を疑う．両眼同時雲霧法が役に立つ．潜伏遠視を眼鏡で矯正しようとしても，眼鏡レンズの外から見える視界が邪魔をして，潜伏遠視の顕性化が図れない．コンタクトレンズは視界のすべてをレンズが覆うので，レンズの外から視界を見ることができないために，潜伏遠視を顕性化させやすい．コンタクトレンズの度数は，正視眼を目指すよりも，−1.00〜−1.50 D の近視を目指すのが快適さの秘訣である．もちろん，裸眼視力と同等かやや良い視力を提供することも快適さの向上に必要である．

Case 020 コンビネーション矯正処方

不同視

● **21歳，男性**

主　訴　眼精疲労

現病歴　以前から眼の調子は良くなかった．学習に集中できず，心療内科にも通院している．

現　症
- 視力　右 0.6（1.5×S−4.50 D），左 0.01（1.5×S−9.00 D）
- オートレフ値　右 S−5.00 D ⊃ C−0.50 D Ax180°
  　　　　　　　左 S−10.50 D ⊃ C−0.50 D Ax180°
- 所持眼鏡度数　右 S−3.00 D，左 S−5.00 D
  　　　　　　　3年前に作製した．当初は快適とはいえなかったが，それなりに見えていた．

職　業　学生（大学受験生）

重要な問診
左右の視力に差が出たのはいつ頃からか？➡小学生のときにはすでに差があった．
見え方に不快を感じるようになったのはいつ頃からか？➡高校生の頃から．

両眼同時雲霧法　不同視があってうまくできない．

眼　位　正位

Dr. Kajita: 受験生で大切なのは学習するための近方視力だ．遠方の完全矯正屈折度数が右 S－4.50 D，左 S－9.00 D で，所持している眼鏡が右 S－3.00 D，左 S－5.00 D である．この眼鏡を有効に活用するには，右に S－1.50 D，左に S－4.00 D が不足している．眼鏡レンズの S－4.00 D はコンタクトレンズでは頂点間距離補正を行うと－4.00 D でもよいが，低めに近似すれば－3.75 D でよいだろう．とりあえず，コンタクトレンズで右 S－1.50 D，左 S－3.75 D を入れてみよう．

Dr. Kajita: 一度コンタクトレンズで矯正してみましょう．

Patient: 以前，コンタクトレンズも処方されたことがあるが，かえって疲れがひどくて大変な思いをしたので，コンタクトレンズは使いたくない．

Dr. Kajita: とりあえず検査のために入れさせてください．

● トライアルソフトコンタクトレンズの装用
右 B.C. 8.8 mm／S－1.50 D／Size 14.2 mm，左 B.C. 8.8 mm／S－3.75 D／Size 14.2 mm

➡ ソフトコンタクトレンズのフィッティング：良好
・ソフトコンタクトレンズ上の両眼同時雲霧法：
　両眼視力　1.5×SCLこ[右 S－3.50 D，左 S－5.00 D]

Dr. Kajita: ビンゴ！

Patient: 全く違和感がない．手元がよく見えて，学習に集中できそう．

Dr. Kajita: ご自分の眼鏡を掛けてみてください．

Patient: 遠くがよく見える．近くを見ても自然に見える気がする．

Dr. Kajita: 学習のときにはコンタクトレンズだけが望ましいでしょう．遠くを見たいときにはこれまでの眼鏡を併せて使用してみてください．

装用開始6ヵ月後

Patient: コンタクトレンズと眼鏡を併用してから，学習に集中できるようになり，志望大学に合格することができた．

解説

　不同視の扱いは少し難しい．本症例は，子どもの頃は右眼で遠方が見え，左眼で近方が見えるという天然のモノビジョンであったと考えられる．中学生くらいになると，右眼で近方がよく見えるようになり，左眼を使わなくなってきたと思われる．さらに近視が進行し，高校生くらいからは右眼で近くを見るのもきつくなってきていたのであろう．長期間両眼視をしていなかった症例に，両眼視ができるような矯正を急に提供しても快適さは得られない．特に受験期間中は大きな変化を与えないほうがよい．筆者が処方したコンタクトレンズ度数は，おそらく中学生頃の見え方を提供したと思う．右のS－3.00 D は 33 cm，左の S－5.00 D は 20 cm が明視距離になる．受験生にとっては理想的な屈折状態と考えて処方した．そして予備校で黒板を見るときには，これまでの所持眼鏡を使用できる．受験期間中など急に大きな変化を与えたくないときには，有効な方法である．

矯正のポイント

　不同視を見つけたときに，いきなり両眼を遠方視できるように矯正するか，ある程度，屈折差を残して矯正するかは個人差があり，症例ごとに検討する必要がある．一般には，近方視をあまり必要としない場合にはいきなり両眼を遠方視できるように矯正しても不快を感じることが少ないようであるが，実際に体験してみる以外に決定方法はない．その点，使い捨てレンズや頻回交換レンズは容易に試し装用ができるので，重宝する．

Case 021 コンビネーション矯正処方

強度乱視

● **48歳，男性**

主　訴　眼精疲労

現病歴　以前から眼は疲れやすかった．2～3年前からさらにひどくなってきた．

現　症
- 視力　右 0.03（1.2×S－3.00 D ⊃ C－4.50 D Ax180°）
　　　　左 0.4（1.2×S－1.00 D ⊃ C－4.00 D Ax180°）
- オートレフ値　右 S－3.50 D ⊃ C－4.75 D Ax180°
　　　　　　　　左 S－2.00 D ⊃ C－4.50 D Ax180°
- 所持眼鏡度数　右 S－4.00 D ⊃ C－2.00 D Ax180°
　　　　　　　　左 S－3.00 D ⊃ C－2.00 D Ax180°
- コンタクトレンズの使用経験：中学生の頃，ハードレンズを試したが，痛くて使用できなかった．

職　業　事務職

重要な問診
初めて眼鏡を掛けたのはいつ頃か？➡中学生頃から．
乱視が強くなったのはいつ頃からか？➡子どもの頃にすでに乱視が強かったが，眼鏡を掛けたくなくて作製しても使用していなかった．

両眼同時雲霧法の検査結果

両眼視力　1.5×［右 S－2.50 D ⊂ C－4.50 D Ax180°
　　　　　　　　左 S－0.75 D ⊂ C－4.00 D Ax180°］

眼　位　正位

● **眼鏡の試し装用**

右 S－2.50 D ⊂ C－4.50 D Ax180°　add＋1.25（PAL）
左 S－0.75 D ⊂ C－4.00 D Ax180°　add＋1.25（PAL）

Patient: よく見えるが，ぐらぐらする感じで，気分が悪い．

Dr. Kajita: これまで乱視を適切に矯正していなかったので，乱視用眼鏡レンズの見え方に眼が慣れていないためそのように感じてしまいます．眼鏡だけでは無理そうですね．コンタクトレンズと併せる矯正を考えましょう．

Patient: 子どもの頃，コンタクトレンズでつらい思いをしたので，コンタクトレンズは使いたくない．

Dr. Kajita: 子どもの頃に使ったのはハードコンタクトレンズです．これから試すのはソフトコンタクトレンズですので，違和感は少ないと思いますよ．ひとまず，試してみましょう．

● **トライアル乱視用ソフトコンタクトレンズの装用（モノビジョン狙い）**
　右 B.C. 8.5 mm／S－1.00 D⊃C－2.75 D Ax180°／Size 14.5 mm
　左 B.C. 8.5 mm／S－0.50 D⊃C－2.25 D Ax180°／Size 14.5 mm

➡ ソフトコンタクトレンズのフィッティング：
　動き良好，軸の安定位置はわずかに傾くもののほぼ垂直
・ソフトコンタクトレンズ上のオーバーオートレフ値：
　右 S－1.25 D⊃C－1.25 D Ax10°
　左 S－0.50 D⊃C－1.25 D Ax170°

> コンタクトレンズの違和感は全くない．右眼に少し力が入らない気がするが，遠くも近くもこれまで経験したことがないくらいよく見える．

> このままでも悪くはないのですが，事務仕事ですし，両眼で見ようとする力が強いので，この上から眼鏡を掛けて試してみましょう．

● **コンタクトレンズを併せて使用する眼鏡の試し装用**
　右 S－0.75 D⊃C－0.75 D Ax10° add＋1.25 D（PAL）
　左 S±0.00 D⊃C－0.75 D Ax170° add＋1.25 D（PAL）

> 遠くも近くもよく見える．視界の下側が少し歪んで見えるが，それほど気にならない．

装用開始 2 週間後

全く違和感がなく,とても快適に使用できている.コンタクトレンズだけでも,以前よりは快適になった.事務作業中は眼鏡と併せて使用するほうが断然よい.以前から続いていた激しい肩こりや,夕方にひどくなる頭痛は全くなくなった.

しばらくはこの状態で続けましょう.また,疲れを感じるようになったら来院してください.

解説

子どもの頃から乱視があり，乱視の強さは変化していないように思われた．この程度の乱視ならば，子どもの頃から乱視をしっかり矯正した眼鏡を常用していれば，成人になっても眼鏡で快適な矯正が得られることが多い．しかし残念ながら，眼鏡の装用になじまないで成人に至った場合は，乱視矯正眼鏡レンズの歪みに強い違和感が生じ，なかなか慣れない．また，中学生頃に試したハードコンタクトレンズは，おそらく単焦点球面レンズであったと思われる．これだけの乱視があれば，乱視用のハードコンタクトレンズが奏効したと思われる．成人になってハードコンタクトレンズの装用に慣れるのは非常に難しく，この症例では勧めなかった．乱視用のソフトコンタクトレンズも種類が豊富になってきているが，これだけ強い乱視を矯正する銘柄はない．現在使用できる最大の乱視度数を用いて乱視を矯正してみると，思いのほか，乱視が良く矯正できていたのが幸いであった．残りの乱視と老視分を眼鏡レンズで矯正した．

矯正のポイント

生来の強度乱視であり，乱視矯正を行わないために，球面度数は過矯正になっていた．この年齢ではコンタクトレンズで完全矯正を行えば，老視による眼精疲労を生じる．モノビジョンにした理由は，コンタクトレンズだけの状態になったときに生じる老視が原因となる不快感への対策である．

Case 022 コンビネーション矯正処方

外斜位(プリズム眼鏡とソフトコンタクトレンズモノビジョン)

● **23歳,女性**

主 訴 眼精疲労

現病歴 2年前頃から眼の疲れがひどくなり,日常生活にも支障が生じている.

現 症
- 視力 　右 1.2(1.5×S+0.25 D),左 0.8(1.5×S−0.50 D)
- オートレフ値　右 S−0.25 D ◯C−0.25 D Ax90°
  　　　　　　　左 S−1.00 D ◯C−0.25 D Ax90°
- 所持眼鏡なし

職 業 なし

重要な問診
学生時代の視力は良かったか？➡両眼とも1.5以上あった.
視力低下はいつ頃からか？➡視力低下は感じていない.

両眼同時雲霧法の検査結果
両眼視力　1.5×[右 S+0.50 D,左 S±0.00 D]

眼 位 6Δの外斜位

● 眼鏡の試し装用
右 S+0.50 D 3⊿ Base In, 左 S±0.00 D 3⊿ Base In

遠くが少し見えにくく，妙な立体感があるが，眼は楽な気がする．

眼鏡の装用には慣れが必要ですので，眼鏡の装用に慣れるようにしてみましょう．

➡ 眼鏡の処方データ：
　右 S+0.50 D 3⊿ Base In, 左 S±0.00 D 3⊿ Base In

● 装用開始 1 ヵ月後

眼鏡を装用してから，眼の疲れはほとんど感じなくなった．日常生活も快適に過ごせるようになったが，外出時には眼鏡を掛けたくない．コンタクトレンズでは矯正できないか．

コンタクトレンズではプリズム矯正ができないので，行うのならばモノビジョンしかありません．一度試してみましょう．

● トライアルソフトコンタクトレンズの装用
右なし，左 B.C. 8.8 mm／S＋1.75 D／Size 14.2 mm

➡ ソフトコンタクトレンズのフィッティグ：良好

> 少し変な感じがするが，嫌な感じはしない．

> コンタクトレンズか眼鏡のどちらかは，必ず使用するようにしてください．裸眼で見ることがないように努めることが一番の治療です．

● 装用開始 3 ヵ月後

> 眼鏡もコンタクトレンズの装用にも慣れて，1 ヵ月前からアルバイトで働くことができるようになった．

解説　両眼で遠くがよく見える状態が快適とは限らない．特に外斜位がある場合には，常に輻湊努力を維持しなければならず，それが苦痛をもたらしていることが多い．子どもの頃は問題なく輻湊努力を維持できていたものが，20 歳をすぎた頃から苦痛になってくる症例は意外に多い．この年齢では遠くも近くも視力は良いので，眼には異常がないと放置されがちであるが，両眼視機能をしっかり検査すれば，眼精疲労の原因が斜位にあることがわかる．

矯正のポイント

　眼位異常の矯正はプリズム眼鏡レンズで行うが，眼鏡装用の経験のない症例では，見た目を理由に眼鏡装用を拒むことがある．このような場合，強引ではあるが，交替視矯正が奏効することがある．ただし斜位の症例では，交替視矯正のみでは両眼視機能が損なわれてくる可能性があるので，コンタクトレンズ装用前後のわずかな時間(少なくとも20分以上)でも必ずプリズム眼鏡も使用してもらうように指導し，両眼視機能を維持する努力が必要である．

> **Summary** **コンビネーション矯正による眼精疲労対策**

眼鏡とコンタクトレンズでは光学特性が異なる．眼鏡かコンタクトレンズの単独矯正では快適さを提供できない場合，

①不同視と不等像視
②斜位
③強度屈折異常
④強度屈折異常の老視
⑤急激な屈折度数の変化

など，コンビネーション矯正が奏効する症例もある．その特徴と対策は，

①眼鏡はコンタクトレンズよりも網膜像の拡大縮小効果が大きい．屈折性不同視の場合には，コンタクトレンズによって不等像視を軽減できるが，軸性不同視では眼鏡のほうが不等像視を起こさない．通常の不同視は屈折性と軸性が混在しているので，不等像視を軽減できるよう，眼鏡とコンタクトレンズで度数を分配することで不快を感じない矯正を提供できる．

②眼鏡ではプリズム矯正ができるが，コンタクトレンズではプリズム矯正はできない．斜位による眼精疲労の予防にコンタクトレンズを用いる場合には，モノビジョン矯正が有効である．

③強度近視や強度遠視，強度乱視は，眼鏡ではレンズ周辺部の歪みが大きいので違和感を生じやすい．コンタクトレンズでは視野の歪みが生じないため，違和感が少ない．

④強度屈折異常に対する遠近両用レンズの製作範囲が狭いので，強度の屈折異常をコンタクトレンズで矯正し，残りの屈折異常と老視を遠近両用眼鏡で矯正するとよい．

⑤核白内障や受験期間中など急激に屈折値が変化する場合に，眼鏡レンズ度数を頻繁に交換するよりもソフトコンタクトレンズで度数を変更するほうが経済的に優しい．

など，利便性に配慮した処方も検討したい．

Case 023 眼鏡処方 調節異常

調節けいれん

● **26歳，男性**

主 訴 視力低下，眼鏡処方

現病歴 2〜3年前から視力が低下してきて，最近さらに急激に進行した．早くよく見える眼鏡がほしい．

現 症
- 視力　右0.15（1.5×S−5.75 D），左0.1（1.2×S−2.75 D）
- オートレフ値

〈R〉	S	C	A
	−7.75	−1.00	158
	−7.75	−0.50	154
	−8.50	−0.75	155
	−7.50	−0.75	152
	−6.50	−0.50	142
	−5.00	−1.50	137
	−4.00	−0.75	113
〈	−6.50	−0.75	143〉

〈L〉	S	C	A
	−3.75	−0.50	15
	−3.00	−0.25	176
	−3.25	−0.25	84
	−3.50	−0.25	134
	−3.75	−0.00	0
〈	−3.50	−0.25	176〉

- 所持眼鏡度数　右S−1.00 D，左S−1.00 D　4年前に作製した．

職 業 SE（システムエンジニア）

重要な問診
視力低下を自覚したのはいつ頃からか？➡最近になって急に．

両眼同時雲霧法の検査結果
両眼視力　1.5×[右S−5.00 D，左S−2.25 D]

眼 位 正位

眼鏡の試し装用

右 S－5.00 D（視力 1.0），左 S－2.25 D（視力 1.0）

> よく見えるので，これで処方してほしい． — Patient

> Dr. Kajita：オートレフ値の変動が大きすぎるので，調節機能に問題がありそうです．お急ぎでしょうが，これから調節機能検査をやってみましょう．

➡ Fk-map：両）調節けいれん

右 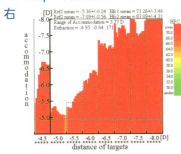　　左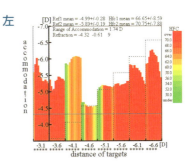

> Dr. Kajita：調節けいれんの状態です．これでは正しい眼鏡の度数が決められないので，点眼液を使用して1週間後に来ていただき，眼鏡の処方を行いましょう．

➡ 点眼液の処方データ：
　1）ミオピン®点眼液　1日3回　両眼に使用
　2）0.05％サイプレジン®点眼液　1日1回　就寝前に両眼に使用
（サイプレジン®1％点眼液0.25 mLをツベルクリン用シリンジで吸引し，アイドロイチン®1％点眼液5 mLの点眼容器に注入した）

●点眼開始1週間後

点眼してから，よく見えるようになった．

➡視力：右 0.15(1.5×S-2.50 D)，左 0.09(1.2×S-2.75 D)
・オートレフ値：

```
〈R〉    S      C      A           〈L〉    S      C      A
      -2.75  -0.50  167                -2.75  -0.59  161
      -3.00  -0.50  169                -2.75  -0.50  167
      -3.25  -0.75  146                -3.00  -0.50  171
      -3.50  -0.00    0               〈-2.75  -0.50  176〉
      -4.00  -0.25   10
      -4.25  -0.50    3
     〈-3.25  -0.50  169〉
```

・Fk-map：両）ほぼ正常な調節機能

右 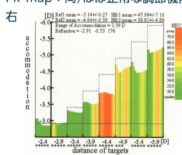　左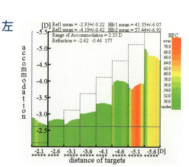

もう少し点眼液を続けてみたい．

●点眼開始2週間後の眼鏡の試し装用
　　　　　右 S-2.00 D(視力 1.0)，左 S-2.00 D(視力 1.0)

よく見える．

➡眼鏡の処方データ：右 S-2.00 D，左 S-2.00 D

解説

　もし，調節けいれんに気がつかないで初診時に眼鏡を処方していたら，−3.00 D 過矯正の処方箋を作成していたことになった．眼精疲労の診療を行っていると，時折−3.00 D 以上も過矯正の近視眼鏡を持参する症例に遭遇することがあり「どうしたら，こんなに過矯正の眼鏡が処方されるのだろう」と思っていた．調節異常状態にあれば，容易に過矯正の眼鏡が処方されうることをこの症例が教えてくれた．

矯正のポイント

　オートレフ値にばらつきが大きい場合には，調節けいれんを疑う必要がある．その日には眼鏡処方を断念して点眼液を投与し，調節機能の改善を図ってから検査をし直して処方するのが望ましい．調節機能解析装置で検査し，Fk-map (fluctuation of kinetic refraction-map) を評価すれば診断は容易である．患者さんにも眼の状態を正確に伝えることができ，治療の必要性を説明しやすい．

Case 024 眼鏡処方 調節異常

テクノストレス眼症

- **34歳，男性**

主訴 眼精疲労

現病歴 1年前頃から眼の奥が痛くなり，パソコン作業ができなくなった．現在は仕事を休んで療養中．

現症
- 視力　右 0.2（1.5×S−4.50 D），左 0.2（1.5×S−4.50 D）
- オートレフ値　右 S−4.75 D ⊃ C−0.75 D Ax80°
　　　　　　　左 S−5.00 D ⊃ C−0.75 D Ax10°
- 所持眼鏡度数　右 S−5.00 D　左 S−5.00 D

職業 SE（システムエンジニア）

重要な問診
現在の眼鏡はいつ頃作製したか？➡ 1年半前頃．

両眼同時雲霧法の検査結果
両眼視力　1.5×[右 S−4.25 D，左 S−4.25 D]

眼位 正位

Fk-map　テクノストレス眼症

右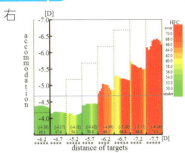

左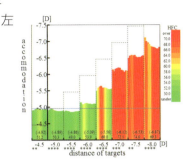

● 眼鏡の試し装用
　右 S−4.25 D　add＋1.00（PAL），左 S−4.25 D　add＋1.00（PAL）

遠くは少し見えにくいが，手元がとても楽な気がする．　**Patient**

これまでの眼鏡が少し強すぎでしたので，この度数では最初のうちは遠くの見え方が物足りなく感じると思います．眼の疲れを改善させるために，この度数で少しがんばってみましょう．近くを見たときにかかる調節への負担を軽減して，眼鏡の装用になじみやすくするために，眼鏡の常用に慣れるまでの間，点眼液も使用しましょう．

➡ 点眼液の処方データ：
　1）ミオピン®点眼液　1日3回　両眼に使用
　2）0.05％サイプレジン®点眼液　1日1回　就寝前に両眼に使用（サイプレジン®1％点眼液 0.25 mL をツベルクリン用シリンジで吸引し，アイドロイチン®1％点眼液 5 mL の点眼容器に注入した）

● 装用開始2週間後

Patient: 遠くの見え方にも慣れて，違和感がなくなった．眼鏡を新しくしてから，パソコン作業を行っても眼の痛みは出なくなった．

Dr. Kajita: 眼鏡を掛けることが治療ですので，点眼液は眼が疲れたと感じたときにだけ使用してみてください．眼の疲れはためてしまうと取りにくくなるので，少し疲れた，疲れそうだと思った日には必ず点眼しましょう．近くの作業が多くない日は疲れを感じないと思いますので，点眼しなくてもよいと思います．

解説

　眼鏡を新しくしてから3～6ヵ月後に発症した眼精疲労は，眼鏡に原因があると考えるのが鉄則である．この症例でも，眼鏡度数がやや過矯正であったことと，パソコン画面を見る時間が長いことが，テクノストレス眼症の原因になっていたと考えられる．

　パソコンの作業時間を短くするように勧めるのも一つの対処方法かもしれないが，SE職がパソコン作業を減らすことは不可能に近い．このような場合，若年者でも累進屈折力レンズ眼鏡を勧めることにより，毛様体筋にかかる負担を軽減し，疲労を起こしにくくすることができる．

矯正の
ポイント

　十分な調節力があっても，調節するために毛様体筋に大きな負担をかけている場合には，調節疲労が眼精疲労の原因になる．調節検査や遠方視力と近方視力が良好であっても，毛様体筋の過緊張状態が持続すれば眼精疲労を発症する．調節機能検査が診断には欠かせない．

Case 025 眼鏡処方 調節異常

高齢者

- **74歳，女性**

| 主 訴 | 眼の奥の痛み |

| 現病歴 | 数年前から時々，針で刺されるような痛みが両眼に生じる．ドライアイと診断されて点眼液を使用しているが，全く改善しない． |

現 症
- 視力　右 1.2（1.2×S＋0.50 D），左 0.8（1.5×S＋1.00 D）
- オートレフ値　右 S±0.00 D ⊂ C－1.00 D Ax150°
　　　　　　　左 S＋0.75 D ⊂ C－0.50 D Ax95°
- 所持眼鏡度数（近用のみ）　右 S＋1.75 D，左 S＋2.00 D

| 職 業 | なし |

重要な問診
以前から視力は良かったか？➡両眼とも 1.5 以上あった．
若い頃から頭痛や肩こりが起こりやすかったか？➡頭痛もちで 30 歳頃から頭痛薬を常用しており，現在も 1 日 1 回は内服している．

両眼同時雲霧法
この時点では眼鏡処方を考えなかったので，施行しなかった．

| 眼 位 | 正位 |

Fk-map 右) 老視の調節けいれん，左) 老視の調節緊張傾向

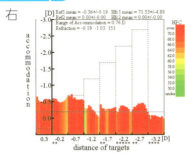 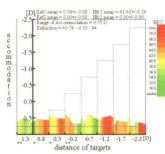

治　療 点眼液の投与
0.05％サイプレジン®点眼液　1日1～2回　就寝前と眼が痛くなったときに使用

● 点眼開始1週間後

眼の痛みはなくなったが，見えにくくなった．

➡視力：右 0.8 (1.2×S+0.50 D)，左 0.7 (1.2×S+1.00 D)
・オートレフ値：変化なし
・両眼同時雲霧法の検査結果：
　両眼視力　1.2×[右 S+0.50 D，左 S+1.00 D]
・Fk-map：右) 正常な老視

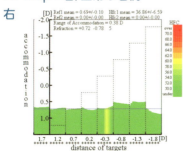

左：検査で疲れそうなので，右だけにしてほしいとのこと．

> **Dr. Kajita**: 屈折度数が変わっていないので，裸眼視力が下がったのは，サイプレジン®の点眼で少し散瞳気味になったためと思います．矯正視力は良いので，遠近両用眼鏡を試してみましょう．

● 眼鏡の試し装用

右 S＋0.50 D add＋1.75 D (PAL)，左 S＋1.00 D add＋1.75 D (PAL)

> **Patient**: 遠くも近くもよく見えて，快適そう．違和感はない．

➡ 眼鏡の処方データ：
　右 S＋0.50 D add＋1.75 D (PAL)
　左 S＋1.00 D add＋1.75 D (PAL)

● 装用開始 1 ヵ月後

> **Patient**: 快適なので，眼鏡を常用している．眼の痛みは全くなくなった．痛みがなくなったので，点眼液は使用していない．

> **Dr. Kajita**: もう少し累進屈折力レンズの装用に慣れて，階段の昇降にも不安がなくなったら，近用の加入度数を上げようと思います．2～3ヵ月後に来院してください．

● 装用開始 2 ヵ月半後

➡ 眼鏡の処方データ：
　右 S＋0.50 D add＋2.50 D (PAL)
　左 S＋1.00 D add＋2.50 D (PAL)

解説

老視でみられる調節けいれんである．かつては老視が進行した患者さんでは，調節検査は無意味といわれていた．確かに，近方視力を測定するだけの調節検査であれば全く無意味であるが，調節機能検査は別である．この症例も調節機能検査を行わなければ，眼の痛みの原因が特定できなかったと考える．ピントが合わなくなってもよく見たいという気持ちのがんばりが，毛様体筋を強く収縮させてしまう結果の現象と思われる．症状としては，若い世代で遭遇する調節けいれんと全く変わらない．したがって，治療方法も全く同じである．

矯正のポイント

調節けいれんを認めたら，調節負荷を減じるために累進屈折力レンズの処方が有効である．二重焦点レンズではその効果はない．その理由は，日常視で汎用する1m前後の距離が快適に見える必要があり，二重焦点レンズでは1m前後を快適に見えるようにすれば遠方はぼけるので，これもまたピントを合わせようとする毛様体筋にストレスをかけてしまうためである．加入度数のポイントは，高齢者でも初めての累進屈折力レンズであれば，＋1.75 Dが上限である．この度数に慣れて，屋外の階段の昇降にも不安を感じなくなったら，＋2.50 Dまで上げるのが遠近両用眼鏡を常用してもらえる秘訣である．

Case 026 眼鏡処方 調節異常

IOL（眼内レンズ）挿入眼

● **74歳，女性**

主 訴 左眼の奥の痛み

現病歴 1ヵ月前，両眼に白内障の手術を受けてから，左眼に針で刺されるような痛みが続いている．手術が失敗したのではないかと不安でいる．

現 症
- 視力　右0.2（1.2×S－3.00 D），左0.2（1.2×S－2.50 D）
- オートレフ値　右 S－3.25 D ⌒ C－0.25 D Ax110°
　　　　　　　　左 S－2.75 D ⌒ C－0.25 D Ax110°
- 所持眼鏡度数（遠用のみ）　右 S－3.00 D，左 S－3.00 D

職 業 なし

重要な問診
白内障手術前の視力は良かったか？ ➡ 強い近視だった．
手術前には眼の疲れはなかったか？ ➡ 全くなかった．
白内障手術前に使用していた眼鏡度数 ➡
　右 S－6.00 D，左 S－5.00 D

両眼同時雲霧法
IOL挿入眼であり，この時点では眼鏡処方を考えなかったので，施行しなかった．

眼 位 正位

> **Fk-map** 右)調節緊張傾向，左)調節けいれん

右 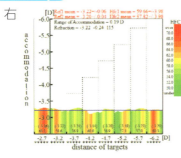 左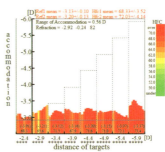

> **治　療** 点眼液の投与
> 0.05％サイプレジン®点眼液　1日1～2回　就寝前と眼が痛くなったときに使用

● 点眼開始1週間後

眼の痛みはなくなった．

➡視力：右0.3(1.2×S−3.00 D)，左0.3(1.2×S−2.50 D)
・オートレフ値：変化なし
・両眼同時雲霧法の検査結果：
　両眼視力　1.2×［右S−2.25 D，左S−1.75 D］
・Fk-map：左)ほぼ正常な老視(IOL挿入眼)
　右：測定せず．　左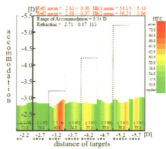

Dr. Kajita：左眼の調節けいれんは治まったので，常に装用する眼鏡を試してみましょう．

● 眼鏡の試し装用
右 S−2.25 D add＋1.75 D（PAL），左 S−1.75 D add＋1.75 D（PAL）

Patient：遠くは少し見えにくく，手元は外したほうがよく見える．先生の顔がよく見える．違和感はあまりない．

Dr. Kajita：話し相手の顔がよく見えるのが，一番適切な度数なのです．裸眼でいて，遠くを見たいときだけ眼鏡を使用していた今までよりもずっとよいと思いますので，この眼鏡で累進屈折力レンズの装用に慣れましょう．眼鏡に慣れたら，もう少し遠くも近くも見やすい眼鏡に換えてみましょう．

➡ 眼鏡の処方データ：右 S−2.25 D add＋1.75 D（PAL）
　　　　　　　　　　左 S−1.75 D add＋1.75 D（PAL）

● 装用開始 1 ヵ月後

Patient：遠くは少し見えにくいが，慣れたら快適に使用できるようになった．階段の昇降も全く不安はない．痛みがなくなったので，点眼液は使用していない．

➡ オートレフ値では，屈折度数に変化はない．

Dr. Kajita：それでは，眼鏡度数を少し変えてみましょう．

➡両眼に−0.50 D を加えたらすっきり見えるとのこと．
・眼鏡の処方データ：右 S−2.75 D　add＋2.50 D（PAL）
　　　　　　　　　　左 S−2.25 D　add＋2.50 D（PAL）

●眼鏡を新しくして1ヵ月後

眼の痛みもないし，眼鏡の違和感もない．とても快適に使えている．

Dr. Kajita：しばらくはこの眼鏡で大丈夫でしょう．また何か変化があれば来院してください．

解説　IOL 挿入眼でみられる調節けいれんである．"IOL 挿入眼で調節けいれん" とは，何か妙に聞こえるが，実際の症例数は多い．よく見えるようになったことで，若いときのようにピントを合わせて見ようと自律神経が勝手に興奮してしまう結果生じていると思われる．若年者で起こる調節けいれんへの対処と全く同じ治療で，症状は消退する．この症例では裸眼で近くは見えるが，眼鏡を掛けると遠くしか見えない．日常視で汎用する1m前後の距離にピントが合わないことが眼精疲労の原因であったと考えられる．

矯正のポイント

　調節けいれんを認めたら，基本は毛様体筋を弛緩させて，症状の改善を図る．続いて，調節負荷を減じるために累進屈折力レンズの処方を検討する．加入度数のポイントは，高齢者でも IOL 挿入眼であっても，初めての累進屈折力レンズであれば＋1.75 D が上限と考えるのがよい．累進屈折力レンズ眼鏡の装用に慣れたら，＋2.50 D まで上げる．ここで，弱い加入度数のときの遠用度数をどうするかは，症例ごとに検討が必要である．遠方が見やすい度数を選択すれば，近くの度数は足りない．近くを大事にすれば，遠くの見え方は不足する．この症例では遠用眼鏡をあまり使用していなかったので，常用しやすいように，左眼の近用度数が 0（ゼロ）度数になるように設定してみた．もし，日常生活で遠用眼鏡の使用頻度が高かったのなら，

> 右　S−2.75 D　add＋1.75 D（PAL）
> 左　S−2.25 D　add＋1.75 D（PAL）

のような処方を行い，近くは眼鏡を外して裸眼で見るように勧めるのがよい．

> **Summary** 調節異常の眼精疲労対策

　1980年代にパソコンが普及し，眼精疲労が増加した．長時間の近方作業による毛様体筋の疲労が原因であった．しかし，当時は他覚的に調節機能を評価する方法がなかった．調節機能解析装置を用いることによって，調節機能状態が他覚的に把握しやすくなっている．

　眼精疲労を発症する調節異常は，

①調節けいれん
②調節緊張症
③調節衰弱
④老視

である．それぞれの診断と対応は，以下のように行う．

①<u>Fk-mapで，調節が視標を正しく追随できず，高い屈折度数を呈し，HFC値は高い値を呈する場合</u>
　オートレフ値は全く参考にならないので，調節けいれん状態では眼鏡やコンタクトレンズの処方はできない．処方すれば，かなり過矯正の度数を提供することになる．低濃度調節麻痺薬の点眼を行い，調節を正常化させた後に眼鏡やコンタクトレンズを処方する．

②<u>Fk-mapで，調節は視標を正しく追随しているが，HFC値が高い値を呈する場合</u>
　無限遠視標に対するHFC値が低ければ，眼鏡やコンタクトレ

ンズの処方は可能であるが，低濃度調節麻痺薬の点眼も使用したほうがよい．もし，無限遠視標に対する HFC 値が高ければ，調節けいれんと同様の対応が必要である．

③<u>Fk-map では調節反応量が小さく，HFC 値は低い値を呈する場合</u>

正常な老視との鑑別は難しい．年齢を加味して判断するしかない．累進屈折力レンズ眼鏡で調節補助の必要がある．時に，片眼での調節がうまくできなくて調節衰弱のような Fk-map 所見が得られることがある．この場合には，近方視力が良好であることで，調節衰弱との鑑別ができる．

④<u>Fk-map は調節衰弱と同様のパターンを呈する場合</u>

年齢を加味して判断する．累進屈折力レンズ眼鏡で調節の補助を行う．時に，調節反応量は低いのに，高い HFC 値を呈することがある．老視の調節けいれんである．この場合には，若年者の調節けいれんと同様の点眼治療を行い，調節が正常化したところで累進屈折力レンズ眼鏡を処方する．

点眼による調節機能の正常化と累進屈折力レンズ眼鏡による眼精疲労の再発抑制が，治療の基本である．

Case 027 眼鏡処方 難治症例

Barré-Liéou 症候群

● **16歳，女性**

主 訴 眼精疲労

現病歴 交通事故に遭って整形外科で治療を受けていたが，事故 11 日後頃から学習時に頭痛と後頸部痛が出現して，自宅学習ができなくなった．毎日，頭痛薬の服用を続けていた．発症後 2 年経っても症状に改善がみられないため来院した．

現 症
- 視力　右 1.2（n.c.），左 1.2（n.c.）
  近方視力　右 1.5，左 1.5
- オートレフ値　右 S－1.00 D ⊃ C－0.25 D Ax165°
  　　　　　　左 S－1.00 D ⊃ C－0.50 D Ax16°
- 0.1％サイプレジン® 点眼 1 時間後のオートレフ値
  　右 S－0.50 D ⊃ C－0.25 D Ax6°
  　左 S－0.25 D ⊃ C－0.25 D Ax15°
- 通常の眼科的検査は異常なし．

職 業 学生

重要な問診
不調を自覚し始めたのは，事故後何日目からか？→事故 11 日後頃から．

両眼同時雲霧法の検査結果

両眼視力　1.5×[右S+0.50 D，左S+0.50 D]

眼　位　正位

Fk-map　両)調節けいれん状態

右　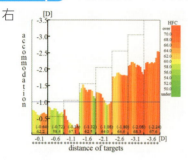　左　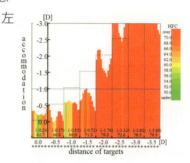

処　方

- 点眼液　0.025％サイプレジン®点眼液　1日1回　就寝前に両眼に使用
- 眼鏡　右S+0.50 D　add+0.75 D(PAL)
  　　　左S+0.50 D　add+0.75 D(PAL)
  　　　学習時に装用を勧めた．

➡ 通常であれば，点眼治療を行い調節機能を正常化させてから眼鏡を処方するのであるが，遠方から来院のため，あまりお勧めではないことを伝えたうえで初診時に眼鏡を処方した．

● 装用開始1ヵ月後

眼鏡使用直後から頭痛，後頸部痛は消退し，頭痛薬の必要は全くなくなった．

➡Fk-map：両)調節緊張傾向

右　　　　　　　　　　　　　左

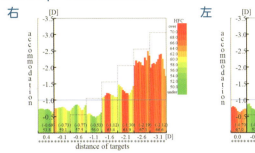
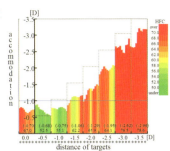

Dr. Kajita：遠方視標に対する調節はずいぶん改善していますが，近方視標に対する調節の緊張はまだ少し強いので，もう少し点眼と眼鏡の装用を続けましょう．

● 初診から4ヵ月後

Patient：症状は全くなくなった．

➡Fk-map：右)ほぼ正常，左)調節緊張傾向

右　　　　　　　　　　　　　左

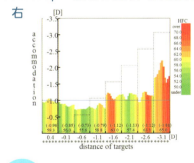
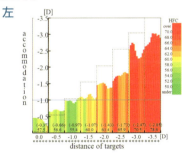

Dr. Kajita：点眼を終了しましょう．眼鏡の装用は続けましょうね．

➡さらに4ヵ月後の来院時にも変化がみられないため，診療を終了した．

解説

外傷後しばらくして発症する外傷性頸部症候群は，Barré-Liéou 症候群と呼ばれている．近方作業によって頭痛や後頸部痛が誘発され，近方作業を持続できないなどの訴えが多い．このような患者さんでは，眼に調節異常を有していることが多いと報告されているが，一般には診断を確定することは容易ではなく，無治療のまま放置される症例も少なくない．調節機能解析装置で異常を検出できることが多く，診断に有用である．

本症例では，調節けいれんの状態であった．通常の調節けいれんの治療と同じ方法で改善した．

矯正のポイント

調節けいれんを認めたら，低濃度の調節麻痺薬を用いて，毛様体筋の緊張をとることと，新たな調節負荷を減じるために，累進屈折力レンズの眼鏡やコンタクトレンズの使用が望ましい．

Case 028 眼鏡処方 難治症例

外傷後の老視

● **63歳，女性**

主 訴 両眼の霧視

現病歴 3日前，バイクを運転中に転倒した．直後から両眼の霧視を自覚したため，Barré-Liéou症候群を疑って来院した．

現 症
- 視力　右 0.9（1.0×S＋1.50 D）
　　　　左 1.0（1.0×S＋2.00 D ⊃ C－0.50 D Ax100°）
- オートレフ値　右 S＋1.25 D ⊃ C－0.75 D Ax79°
　　　　　　　　左 S＋1.75 D ⊃ C－1.25 D Ax96°
- 前眼部　異常なし
- 中間透光体　両眼に軽度白内障を認める．
- 眼底　異常なし
- 眼圧　右 16 mmHg，左 16 mmHg
- 所持眼鏡はない．事故に遭う前は，遠くも近くも裸眼でよく見えたという．

職 業 主婦

重要な問診
不調を自覚し始めたのは，事故後何日目からか？➡事故直後から．

両眼同時雲霧法の検査結果

両眼視力
1.2×[右 S＋1.25 D, 左 S＋1.50 D ⊃ C＋0.25 D Ax180°]

眼　位　　正位

Fk-map
右)老視と調節緊張傾向
左)老視と調節けいれん傾向

右 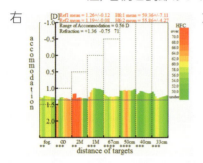　　左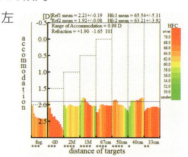

Dr. Kajita: これまで遠くも近くも裸眼で見えていたとのことですが，かなり無理をして見ていたと思います．相当な遠視がありますし，老眼も進行していますので，絶対に遠視矯正用の眼鏡が必要です．遠近両用の累進屈折力レンズをお勧めします．一度試してみましょう．

● 眼鏡の試し装用
右 S＋1.25 D　add＋1.25 D (PAL)
左 S＋1.50 D ⊃ C＋0.25 D Ax180°　add＋1.25 D (PAL)

Patient: 遠近両用眼鏡は掛けにくいと聞いていたが，それほど違和感がなく遠くも近くもよく見える．

➡眼鏡の処方データ：
　右 S＋1.25 D　add＋1.25 D（PAL）
　左 S＋1.50 D ⌒ C＋0.25 D　Ax180°　add＋1.25 D（PAL）

Dr. Kajita：調節けいれんも認めていますので，点眼液も処方します．使ってみてください．

➡点眼液の処方データ：
　1）ミオピン®点眼液　1日3回　両眼に使用
　2）0.01％アトロピン点眼液　1日1回　就寝前に両眼に使用
（日点アトロピン点眼液1％ 0.05 mL をツベルクリン用シリンジで吸引し，アイドロイチン®1％点眼液5 mL の点眼容器に注入した）

装用開始 3 ヵ月後

Patient：眼鏡を掛けているのを忘れるくらいに慣れた．事故に遭う前よりも，眼の調子は良くなった．

➡オートレフ値：右 S＋2.25 D ⌒ C－0.75 D　Ax95°
　　　　　　　左 S＋2.75 D ⌒ C－1.50 D　Ax98°
・両眼同時雲霧法の検査結果：
　両眼視力　1.2×[右 S＋2.25 D，左 S＋2.00 D ⌒ C＋0.75 D　Ax180°]

Dr. Kajita：やはり，遠視がだいぶ増えてきています．眼鏡の保証期間がある眼鏡店で作製されていますので，眼鏡の度数を更新しましょう．

➡眼鏡の処方データ：
　右 S＋2.25 D　add＋2.25 D（PAL）
　左 S＋2.00 D ⌒ C＋0.75 D　Ax180°　add＋2.25 D（PAL）

Patient：違和感もなく，手元はさらに見やすくなった．

解説

交通事故後に眼の不調を訴える患者さんの多くは，未矯正の遠視眼である．たいていは，事故前には遠くも近くも裸眼でよく見えていたと主張する．しかし遠視度数からすると，とても快適に見えていたとは思われない．屈折値と調節機能を考慮して，掛けやすく，裸眼よりも少しだけ快適に見える眼鏡を勧めることが重要である．眼鏡に慣れない状態で遠くも近くも完璧に見える眼鏡をいきなり処方しても，多くの場合で使ってもらえない．

矯正・対応のポイント

遠視の存在と遠視を矯正していないことによる調節負荷からくる調節機能の異常を説明し，治療には絶対に眼鏡が必要であることを伝えて，累進屈折力レンズを処方する．

外傷後に老視を自覚する場合，事故による損害保険の適応の有無を問われることがある．これに対しては，"症状が出たのは確かに事故に遭ったことが原因であるが，眼の不調を起こらなくするために今後ずっと眼鏡を掛けなければならなくなったのは，生来の遠視のためである"ことをしっかりと伝えることが大切である．眼鏡をずっと掛けなければならなくなったのは事故のためだと主張され，保険会社との示談が進まないことも多いので，慎重に対応する必要がある．

筆者は，本人および保険会社の担当者には以下のように説明している．

「たとえば，糖尿病があることに気がつかないで，何

事もなく健康だと思い働いていた人が，事故に遭い，療養したことで運動量が少なくなって血糖値が急激に上がってきて，糖尿病の治療が必要になった場合を考えてみてください．今後，糖尿病の治療を継続しなければなりませんが，これから続く糖尿病の治療は交通事故による損害保険の適応になりますか．同様に，遠視で老視が進行すると，眼鏡なしの生活はできません．遠視も老視も事故とは関係ありません．事故に遭わなければ，眼鏡を使用するのはもう少し後だったかもしれませんので，今掛けなければならない眼鏡の作製は保険の適応としてもよいかもしれませんね」

Case 029 眼鏡処方 難治症例
白内障手術で消退した調節けいれん

● 63歳（初診時），男性

主　訴　めまい，眼鏡が合わない

現病歴　5年前から症状がひどくなっている．眼鏡を何度も作り直したが，どれも合わない．

現　症
- 視力　右 0.06（1.2×S−4.75 D ○ C−1.25 D Ax90°）
　　　　左 0.05（1.2×S−4.25 D ○ C−2.50 D Ax90°）
- オートレフ値　右 S−4.75 D ○ C−1.50 D Ax86°
　　　　　　　　左 S−4.50 D ○ C−2.75 D Ax93°
- 前眼部・中間透光体および眼底　異常なし

職　業　事務職

重要な問診
症状が出始めたのはいつ頃からか？➡ 5年前頃．
症状の進行はどうか？➡ 徐々にひどくなってきている．

両眼同時雲霧法
左右バランスをとるところで左眼の見え方に変動が生じて，遂行できなかった．

眼　位　正位

Fk-map 右)正常老視,左)調節けいれん

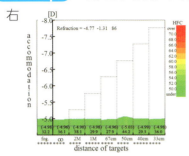
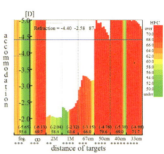

Dr. Kajita: 右眼は正常ですが,左眼は調節けいれんの状態です.調節を安定させない限り,合う眼鏡は処方できません.まずは点眼で治療しましょう.

➡点眼液の処方データ:
0.01%アトロピン点眼液　1日1回　就寝前に両眼に使用
(日点アトロピン点眼液1% 0.05 mLをツベルクリン用シリンジで吸引し,アイドロイチン® 1%点眼液5 mLの点眼容器に注入した)

●点眼開始 2 週間後

めまいは少し良くなったが,よく見えなくなった.

➡視力:右 0.05(0.9×S−5.25 D ⊃ C−0.50 D Ax80°)
　　　左 0.03(0.2×S−3.75 D ⊃ C−1.25 D Ax90°)
・オートレフ値:右 S−5.25 D ⊃ C−1.00 D Ax83°
　　　　　　　左 S−3.75 D ⊃ C−1.50 D Ax89°

・Fk-map：右）正常老視，左）調節緊張傾向

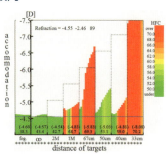

> 左眼の調節けいれんは，少し良くなっています．ただ，矯正視力が低下している原因はわかりません．もう少し，点眼を継続してみましょう．
> — Dr. Kajita

➡治療：0.01％アトロピン点眼液を継続

点眼開始3週間後

> めまいは起こっていないが，やはりよく見えない．
> — Patient

➡視力：右 0.05（1.0×S−5.00 D ⊃ C−0.50 D Ax80°）
　　　　左 0.04（0.4×S−4.75 D ⊃ C−1.50 D Ax80°）
・オートレフ値：右 S−5.00 D ⊃ C−1.25 D Ax82°
　　　　　　　　左 S−5.25 D ⊃ C−2.25 D Ax73°
・Fk-map：両）正常老視

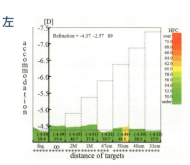

Dr. Kajita: 左眼の調節けいれんは治まりました．ただ，やはり矯正視力が低下している原因がはっきりしません．ひとまず，点眼治療を終了しましょう．

➡ 治療：点眼を終了

● 点眼終了 5 週間後

治療前と同じになった．　Patient

- ➡ 視力：右 0.05（1.0×S−5.25 D ⊃ C−0.50 D Ax80°）
　　　　左 0.03（0.7×S−4.75 D ⊃ C−1.50 D Ax90°）
- ・オートレフ値：右 S−5.25 D ⊃ C−1.25 D Ax81°
　　　　　　　　左 S−4.75 D ⊃ C−2.25 D Ax92°
- ・Fk-map：右）正常老視，左）調節けいれん

右 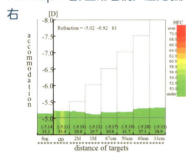 左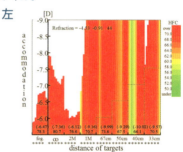

Dr. Kajita: 初診時と同じ調節けいれん状態に戻っています．また，点眼治療を再開しましょう．

➡ 治療：0.01％アトロピン点眼液を再開

● 点眼開始 4 ヵ月後

> 症状はほとんど変わっていない．左眼の調子が悪い．

 Patient

➡ 視力：右 0.06（0.8×S−5.00 D ⌒ C−0.75 D Ax90°）
　　　　左 0.04（0.7×S−4.25 D ⌒ C−2.50 D Ax80°）
・オートレフ値：右 S−5.00 D ⌒ C−1.00 D Ax86°
　　　　　　　　左 S−4.25 D ⌒ C−3.00 D Ax84°
・Fk-map：右）正常老視，左）テクノストレス眼症パターン

右 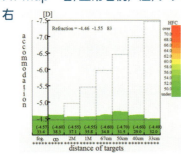 左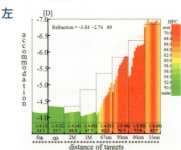

Dr. Kajita: 左眼の調節が不安定になっているのは，部分的な白内障の進行で水晶体内部の屈折率が不均一になってきているためと思います．水晶体を取り出して，人工水晶体に換えることで左眼の調節は正常化すると思います．このまま点眼を継続するか，あるいは左眼の白内障手術を行うことを考えましょう．

> 白内障手術を受ける．

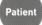 Patient

● **白内障手術 7 ヵ月後**

見え方は安定した．めまいもない．

→ 視力：右 0.3（1.0×S−1.75 D ⊃ C−0.50 D Ax90°）
　　　　左 0.1（0.9×S−2.00 D ⊃ C−1.50 D Ax80°）
・オートレフ値：右 S−2.25 D ⊃ C−1.25 D Ax87°
　　　　　　　　左 S−2.25 D ⊃ C−1.75 D Ax84°
・両眼同時雲霧法の検査結果：
　両眼視力　1.0×［右 S−1.75 D ⊃ C−0.50 D Ax90°
　　　　　　　　　左 S−1.75 D ⊃ C−1.00 D Ax90°］
・眼位：右 2Δ の上斜位
・Fk-map：両）ほぼ正常老視　※部分的に赤いところはアーチファクト

右 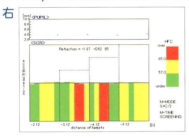　　左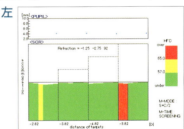

・眼鏡の処方データ：
　右 S−1.75 D ⊃ C−0.50 D Ax90°　add＋1.75 D　1Δ Base Down
　左 S−1.75 D ⊃ C−1.00 D Ax90°　add＋1.75 D　1Δ Base Up

● 白内障手術3年3ヵ月後

> パソコン作業用の眼鏡がほしい．眼の疲れや違和感はない．

➡ 視力：右 0.5（1.0×S－1.75 D ⊃ C－0.50 D Ax80°）
　　　　左 0.3（0.8×S－1.75 D ⊃ C－1.75 D Ax90°）
・オートレフ値：右 S－3.00 D ⊃ C－1.00 D Ax81°
　　　　　　　　左 S－1.75 D ⊃ C－2.00 D Ax85°
・両眼同時雲霧法の検査結果：
　両眼視力　1.0×［右 S－1.75 D ⊃ C－0.50 D Ax90°
　　　　　　　　　左 S－1.75 D ⊃ C－1.50 D Ax90°］
・眼位：右 2Δ の上斜位

> Dr. Kajita：近用に＋2.25 D を加えて，－1.00 D の近々累進屈折力レンズで処方しましょう．

・眼鏡（近々累進屈折力レンズ）の処方データ：
　右 S±0.00 D ⊃ C＋0.50 D Ax170° add－1.00 D 2Δ Base Down
　左 S－1.00 D ⊃ C＋1.50 D Ax180° add－1.00 D 2Δ Base Up

解説　左眼は患者さんの年齢では考えられないほどの調節力があり，調節けいれんを呈していた．0.01％アトロピン点眼液で調節けいれんは治まるものの，原因がわからない矯正視力低下が生じていた．やむをえず白内障手術を行ったところ，調節けいれんは治まり，矯正視力も改善した．調節けいれん治療の研究や治療薬の開発が進んでいない現状が悔やまれた症例であった．

対応のポイント

　本症例では白内障の手術をして調節けいれんの再発を治療できたが，眼内レンズ挿入眼の調節けいれんの症例も多く経験しているので，本症例でも白内障の手術後に調節けいれんが再発したらどう対処しようかと考えていた．もちろん，アトロピンの点眼を続ければ調節けいれんは抑えられるし，眼内レンズであれば屈折度数はそれほど大きくは変化しないので，見え方に対する苦情は少なくなるとは思っていた．

　この症例の後，同様の治療をした症例を2例経験しているが，いずれも手術後に調節けいれんは再発していない．

Case 030 点眼処方 難治症例

難治性調節けいれん①

- **25歳（初診時），女性**

主訴 視力が安定しない

現病歴 3～4年前から見え方が不安定で疲れる．

現症
- 視力　右 0.7×SCL（1.0×SCL⊃S−0.25 D）
　　　左 0.9×SCL（1.0×SCL⊃S−0.75 D）
- オートレフ値　右 S−13.00 D⊃C−0.25 D　Ax180°
　　　　　　　左 S−12.75 D⊃C−0.75 D　Ax180°
- 使用中のソフトコンタクトレンズデータ
　右 B.C. 8.7 mm／S−2.75 D／Size 14.0 mm
　左 B.C. 8.7 mm／S−2.75 D／Size 14.0 mm
- 前眼部・中間透光体および眼底　異常なし
- 所持眼鏡なし

職業　なし

重要な問診
症状が出始めたのはいつ頃からか？➡ 3～4年前頃．
症状の進行はどうか？➡徐々にひどくなってきている．

眼位　内斜位（AC/A比 0～1Δ/D）

Fk-map 両) 調節けいれん

右 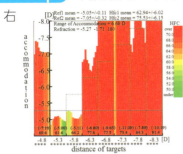 左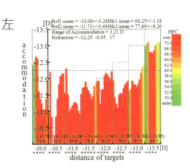

> Dr. Kajita: オートレフラクトメータが異常に高い値を呈しています．使用中のコンタクトレンズによる矯正視力と追加矯正視力では，それほど強い近視とは思われません．調節機能解析では両眼の調節けいれんですので，まずは点眼液で治療を始めましょう．

➡ 点眼液の処方データ：
0.01％アトロピン点眼液　1日1回　就寝前に両眼に使用
（日点アトロピン点眼液1％ 0.05 mL をツベルクリン用シリンジで吸引し，アイドロイチン® 1％点眼液5 mL の点眼容器に注入した）

● **点眼開始1ヵ月後**

> Patient: 改善は感じない．

➡オートレフ値：右 S−9.00 D ⊃ C−2.00 D Ax180°
　　　　　　　 左 S−9.00 D ⊃ C−1.75 D Ax170°
・Fk-map：右)調節けいれん，左)調節緊張傾向

右 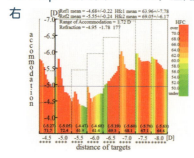 左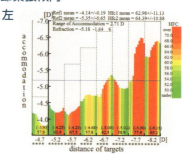

Dr. Kajita：調節けいれんは少し良くなっていますが，十分ではありません．調節麻痺薬の濃度を倍に上げてみましょう．

➡治療：0.02％アトロピン点眼液に変更

点眼開始 3 ヵ月後

Patient：変わらない．

➡オートレフ値：右 S−8.00 D ⊃ C−1.25 D Ax10°
　　　　　　　 左 S−7.25 D ⊃ C−0.75 D Ax170°
・Fk-map：両)調節けいれん

右 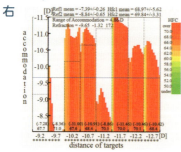 左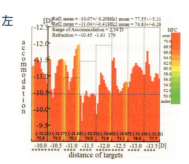

Dr. Kajita：調節けいれんはさらに悪くなっています．調節麻痺薬の濃度をさらに上げてみましょう．

➡治療：0.05％アトロピン点眼液に変更

●点眼開始5ヵ月後

見え方が安定してきた． Patient

➡視力：右1.2×SCL(n.c.)，左0.9×SCL(n.c.)
・オートレフ値：右S－6.25 D C－1.50 D Ax180°
　　　　　　　左S－5.25 D C－1.50 D Ax170°
・Fk-map：右）調節緊張傾向，左）調節衰弱傾向

右 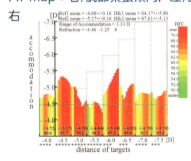 左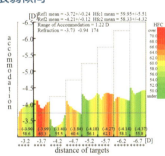

➡両眼ともに調節けいれんは少し改善したが，調節反応量が小さくなった．
その後は，0.05％アトロピン点眼液の投与を続けているが，点眼をやめるとオートレフ値は
　　右S－10.75 D C－0.75 D Ax180°
　　左S－9.25 D C－1.50 D Ax10°
になり，点眼を続けていると，
　　右S－4.25 D C－2.25 D Ax180°
　　左S－4.25 D C－1.50 D Ax180°
くらいの値を繰り返している．患者さんはこの状態に慣れて以前のようなつらさはないが，快適な生活は営めていない．

解説

なぜ，このような頑固な調節けいれんが発症しているのか，原因は不明である．しかし，調節けいれんの発症が毛様体筋に原因があるのではなく，もっと高次の中枢神経の異常であることを思わせる症例である．調節異常の発症原因の究明と治療薬の開発が必要である．

対応のポイント

よい治療方法が見つかっていない．現時点では，低濃度調節麻痺薬の点眼を継続するしかない．よい治療方法の開発が待ち望まれる．

Case 031 眼鏡・コンタクトレンズ処方 難治症例

難治性調節けいれん②

- **15歳（初診時），男性**

主 訴 眼の疲労感

現病歴 小学3年生頃から，視力が不安定で眼の疲れがひどく，学習にも支障が出ている．

現 症
- 視力　右 0.3 (n.c.)，左 0.4 (n.c.)
- オートレフ値　ばらつきが大きい

⟨R⟩	S	C	A
	−6.00	−2.75	88
	−9.50	−2.25	91
	−5.75	−3.50	77
	−7.00	−2.50	90
	−4.00	−1.75	91
	−9.75	−2.25	88

⟨L⟩	S	C	A
	−5.50	−2.25	79
	−6.25	−2.25	84
	−5.25	−3.00	70
	−7.50	−2.25	85
	−8.75	−2.25	85
	−5.25	−2.00	93

- 前眼部・中間透光体および眼底　異常なし

職 業 学生

重要な問診
症状が出始めたのはいつ頃からか？➡小学3年生の頃から．
症状の進行はどうか？➡あまり変化はない．

両眼同時雲霧法
矯正視力が不良で，見え方の変動も激しく，遂行できなかった．

| 眼　位 | 内斜位傾向 |

| Fk-map | 両）調節けいれん |

右 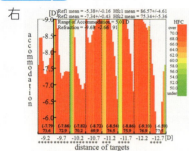 左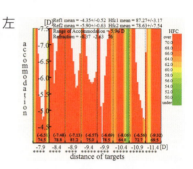

> Dr. Kajita: 視力が不良の原因はよくわかりませんが，両眼の調節けいれんです．まずは点眼治療を行ってみましょう．

➡ 点眼液の処方データ：
1) ミオピン®点眼液　1日3回　両眼に使用
2) 0.01%アトロピン点眼液　1日1回　就寝前に両眼に使用
（日点アトロピン点眼液1% 0.05 mLをツベルクリン用シリンジで吸引し，アイドロイチン®1%点眼液5 mLの点眼容器に注入した）

点眼開始 1 ヵ月後

だいぶ良くなった.

➡視力：右 0.3(0.9×S−1.25 D C−0.75 D Ax90°)
　　　　左 0.5(1.2×S−0.75 D C−0.75 D Ax80°)
・オートレフ値：右眼は高値を示すが，左眼は改善している.
　　　　　　　　右 S−9.00 D C−0.75 D Ax90°
　　　　　　　　左 S−0.75 D C−0.75 D Ax80°
・Fk-map：両)調節反応量低下，右)調節衰弱

右 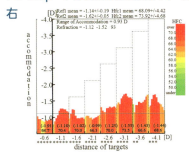 左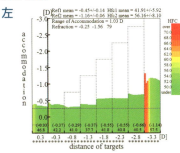

Dr. Kajita：矯正視力は改善してきています．ピント合わせの機能は，左眼は改善していますが右眼はもう少しです．点眼を続けましょう．

●点眼開始2ヵ月後

> 調子が良かったので，点眼液は使用していなかった．
> — Patient

➡視力：右0.4(1.0×S−0.75 D ⊃ C−0.75 D Ax90°)
　　　　左0.6(1.0×S±0.00 D ⊃ C−0.75 D Ax80°)
・オートレフ値：右眼は変動が大きい，左眼は安定していた．

⟨R⟩	S	C	A
	−9.25	−1.75	89
	−7.25	−1.75	86
	−1.50	−2.00	90
	−4.00	−1.75	85
	−5.25	−2.25	91

⟨L⟩	S	C	A
	−0.50	−1.50	81
	−0.50	−1.50	81
	−0.50	−1.50	80
	−0.50	−1.50	81

・Fk-map：右)調節けいれん，左)調節衰弱傾向

右 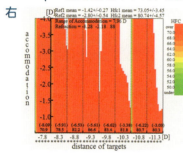 左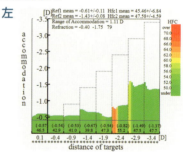

> 矯正視力は完全に回復しています．しかし，ピント合わせの機能は，左眼は正常に回復しつつありますが右眼は初診時の状態に戻ってしまっています．調節麻痺薬の濃度を少し上げてみましょう．
> — Dr. Kajita

➡治療：0.05％アトロピン点眼液に変更

● 点眼開始6ヵ月後

> だいぶ楽になった． — Patient

➡ 視力：右 0.6（1.0×S±0.00 D⊃C−1.25 D Ax80°）
　　　　左 0.8（1.0×S±0.00 D⊃C−1.00 D Ax80°）

・オートレフ値：

⟨R⟩	S	C	A
	−1.50	−1.75	79
	−2.25	−2.00	76
	−2.25	−1.75	81
	−1.25	−2.00	99
	−1.25	−1.75	81

⟨L⟩	S	C	A
	−0.25	−1.75	76
	−0.25	−1.75	75
	−0.25	−1.75	76
	−0.25	−1.75	76
	−0.25	−1.75	76

・Fk-map：両）調節緊張症

右 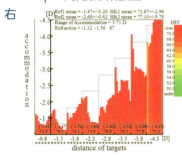　　左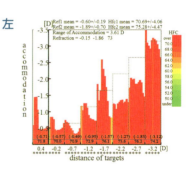

> Dr. Kajita：右眼は，調節けいれんから調節緊張症に改善しています．左眼は，調節衰弱から調節緊張症になっていますが，両眼ともに調節は正しく行えるようになりました．依然としてピント合わせに大きな負担がかかっていますので，点眼を継続しましょう．

➡ 治療：0.05％アトロピン点眼液を継続処方

● 点眼開始 1 年 2 ヵ月後

調子が良かったので,点眼液を使用していなかった.
黒板の文字が見えにくいので,眼鏡がほしい.

➡ 視力:右 0.3(1.2×S−1.25 D ⌒ C−1.00 D Ax90°)
　　　　左 0.5(1.0×S−0.50 D ⌒ C−1.50 D Ax80°)

・オートレフ値:

〈R〉	S	C	A
	−1.50	−1.75	93
	−2.50	−1.75	91
	−5.75	−2.00	90
	−9.00	−2.00	91
	−7.00	−2.00	94

〈L〉	S	C	A
	−7.50	−2.50	80
	−6.75	−2.05	80
	−4.00	−2.00	77
	−6.50	−2.25	99
	−7.75	−2.25	79

・両眼同時雲霧法の検査結果:
　両眼視力　1.0×[右 S−1.00 D ⌒ C−1.25 D Ax90°
　　　　　　　　　左 S−0.50 D ⌒ C−1.50 D Ax90°]

・眼位:正位
・Fk-map:両)調節けいれん

右 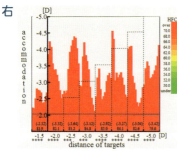　左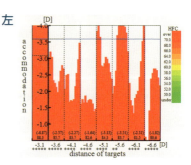

Dr. Kajita: 調節けいれんの状態にありますので,見え方は不安定だと思いますが,とりあえず眼鏡を試してみましょう.

● **眼鏡の試し装用**　右S-1.00 D ⊃ C-1.25 D Ax90°
　　　　　　　　　　　左S-0.50 D ⊃ C-1.50 D Ax90°

よく見えるが，気持ち悪くなりそうで掛けていられない．

それでは，コンタクトレンズを試してみましょう．

● **トライアル乱視用ソフトコンタクトレンズの装用**
　右S-1.00 D ⊃ C-1.75 D Ax90°，左S-0.50 D ⊃ C-1.75 D Ax90°

よく見える．

➡ ソフトコンタクトレンズ上のオーバーオートレフ値：
オーバーオートレフ値は安定していたが，やや過矯正であることがわかる．

```
<R>    S      C     A         <L>    S      C     A
     +0.25  -0.25  159             +0.50  -0.50  22
     +0.25  -0.25  164             +0.50  -0.50  22
     +0.25  -0.25  158             +0.25  -0.50  21
```

・両眼同時オーバー雲霧法の検査結果：
両眼視力　1.0×SCL⊃[右S+0.25 D，左S+1.00 D]

●トライアル乱視用ソフトコンタクトレンズの度数変更
右S−0.75 D⊃C−1.25 D Ax90°，左S＋0.50 D⊃C−1.25 D Ax90°

➡視力：右1.2×SCL，左0.8×SCL

・ソフトコンタクトレンズ上のオーバーオートレフ値：

⟨R⟩	S	C	A		⟨L⟩	S	C	A
	−0.50	−0.50	130			−0.75	−1.00	56
	−0.50	−0.50	133			−0.75	−1.00	58
	−0.50	−0.50	133			−1.00	−0.75	56

> これでもよく見える． —— Patient

➡ソフトコンタクトレンズの処方データ：
　右B.C. 8.7 mm／S−0.75 D⊃C−1.25 D Ax90°／Size 14.5 mm
　左B.C. 8.7 mm／S＋0.50 D⊃C−1.25 D Ax90°／Size 14.5 mm

●初診から3年後

主訴 以前の点眼液がほしい．

現病歴 コンタクトレンズの調子は良かった．点眼液がなくなると疲れやすくなる．

現症
- 視力　右0.3（1.0×S−1.00 D⊃C−0.75 D Ax100°）
　　　　左0.7（1.2×S＋0.25 D⊃C−1.25 D Ax80°）
- オートレフ値　安定している．

⟨R⟩	S	C	A		⟨L⟩	S	C	A
	−1.50	−1.50	95			−0.25	−2.00	76
	−1.50	−1.50	94			−0.25	−2.00	76
	−1.75	−1.50	95			−0.25	−2.00	76

職業 学生

重要な問診

症状はどうか？→小康状態.
点眼液は使用していたか？→疲れがひどいときのみ使用していた.

Fk-map 両）調節緊張症

右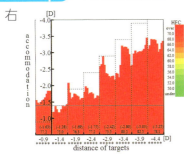

左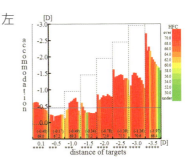

Dr. Kajita：依然として調節緊張は続いていますが，ピント合わせは正しく行えるようになっています．調節を安定させるために，コンタクトレンズと同じ度数の眼鏡も作ったほうがよいと思います．

● **眼鏡の試し装用**　右 S−0.75 D ◯ C−1.25 D Ax90°
　　　　　　　　　　左 S＋0.50 D ◯ C−1.25 D Ax90°

Patient：よく見えるし，違和感もない．

Dr. Kajita：コンタクトレンズか眼鏡のどちらを使用してもよいでしょう．

➡眼鏡の処方データ：
　右 S−0.75 D ⌒ C−1.25 D Ax90°
　左 S＋0.50 D ⌒ C−1.25 D Ax90°

解説

　原因不明の調節けいれんで，0.01％のアトロピン点眼では十分な効果が得られず，0.05％に濃度を上げたが，それでも完全に調節を正常化させることはできなかった．初診時の矯正視力不良と調節けいれんに注意が向いてしまって，矯正用具の処方が遅れてしまった．もう少し早い時点で，矯正を勧めてもよかったのかもしれない．この症例では，乱視用ソフトコンタクトレンズを処方した後から，アトロピン点眼の効果が切れても，オートレフ値は安定してきた．調節けいれんの原因に，乱視による視界のぼけが調節微動を増加させた可能性も否定できないが，原因はもっと高次の中枢神経にあるようにも思われる．

対応のポイント

　原因不明の調節けいれんでは矯正視力が不良なことが多く，矯正用具の処方ができない．一般的には調節麻痺薬で調節を正常化させて，屈折度数が安定したところで，矯正を考えるのがよいだろう．

Case 032 眼鏡・コンタクトレンズ処方 難治症例

難治性調節けいれん③

● **20歳，女性**

主　訴　視力低下と複視

現病歴　3ヵ月前に階段から転落して脳振盪症を起こした．頭部CTとMRIに異常はなかった．直後から複視が生じて，その後，視力も低下してきた．前医で調節緊張症と診断され，紹介されて来院した．

現　症
- 視力　右 0.05 (0.08×S＋0.50 D)
　　　　左 0.05 (0.08×S＋0.50 D)
- オートレフ値　安定していた．
　　　右 S－1.00 D ⊃ C－0.25 D Ax100°
　　　左 S－1.00 D ⊃ C－0.25 D Ax120°
- 所持眼鏡度数　右 S＋2.00 D，左 S＋2.00 D
　　　　　　　　前医の勧めで，手元用として100円ショップで購入した．

職　業　製造業会社員

重要な問診
症状が出始めたのはいつ頃からか？➡階段から転落した直後から．
症状の進行はどうか？➡あまり変化はない．

両眼同時雲霧法
矯正視力が不良で，見え方の変動も激しく，遂行できなかった．

眼　位
20Δの内斜位に加え，3Δの左上斜位を認めた．

Fk-map
右)調節衰弱・調節パニック傾向，左)調節衰弱

右 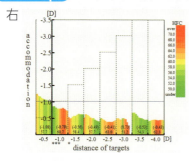 左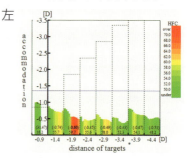

視野検査
異常なし

> **Dr. Kajita**: 屈折度数のわりに，裸眼視力や矯正視力が極端に悪い．調節も荒れていない．診察室を歩く姿からは視力が悪いようには感じられない．心因性？　視野に異常はない．全くわからない．

> **Dr. Kajita**: 視力が低下している原因がわかりません．ピント合わせがうまくできていないのもよくわかりませんが，ひとまず，点眼液を使ってみましょう．

➡点眼液の処方データ：
0.01%アトロピン点眼液　1日1回　就寝前に両眼に点眼
（日点アトロピン点眼液1% 0.05 mLをツベルクリン用シリンジで吸引し，アイドロイチン®1%点眼液5 mLの点眼容器に注入した）

点眼開始2週間後

> 点眼したが全く変わらない.　― Patient

- ➡視力：右 0.03(0.05×S−1.00 D)，左 0.02(0.05×S−1.00 D)
- ・オートレフ値：安定している.
  右 S−7.75 D ⊂ C−0.50 D Ax74°
  左 S−9.25 D ⊂ C−0.25 D Ax106°
- ・眼位：20Δの内斜位と1Δの左上斜位
- ・Fk-map：両) 老視眼に見られる調節けいれん

右 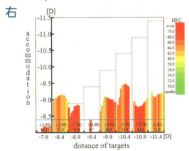　左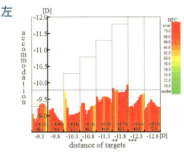

Dr. Kajita: オートレフ値は強度近視を呈し，調節けいれんが起こってきた．いったい何なのだろう．

Dr. Kajita: 視力低下は進みましたが，上下の斜位が改善して，調節緊張症の所見が出てきました．おそらく，改善の方向に向かっています．点眼液を追加変更してみます．

➡点眼液の処方データ：
　1) ミオピン®点眼液　1日3回　両眼に使用
　2) 0.05%アトロピン点眼液　1日1回　就寝前に両眼に使用
（日点アトロピン点眼液1％ 0.25 mLをツベルクリン用シリンジで吸引し，アイドロイチン®1%点眼液5 mLの点眼容器に注入した）

●点眼開始1ヵ月後

> あまり変わった感じはない．二重に見えてつらい． —Patient

➡視力：右0.04（0.1×S−1.00 D），左0.05（0.06×S−1.00 D）
- オートレフ値：安定している．
  右S−5.25 D ◯ C−0.25 D Ax59°
  左S−4.00 D ◯ C−0.50 D Ax127°
- 両眼同時雲霧法：試みたが，矯正視力が不良なため，遂行できなかった．
- 眼位：20Δの内斜位と1Δの左上斜位（前回と変わっていない）
- Fk-map：定型外（わからない）

右
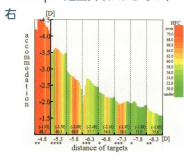

左
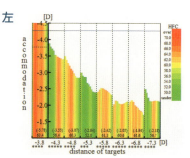

Dr. Kajita：調節緊張は少し緩んだ．しかし，このFk-mapは読めない．おそらく，最初のオートレフ値が高すぎるのだろう．斜位近視の可能性も否定できない．

Dr. Kajita：複視がつらいということですので，左右眼を分離してみましょう．それにはコンタクトレンズがよいのですが，装用できるか一度試してみましょう．

> **Dr. Kajita**: コンタクトレンズを試そうと言ってしまったものの，コンタクトレンズ度数はどうしようか？　これまで眼鏡の使用経験がないので，両眼正視？軽度近視？？？軽度の近視と考えて，右眼で遠方視を，左眼で近方視を提供して，強引に左右眼を分離してみよう．

● トライアルソフトコンタクトレンズの装用
右S－1.00 D，左S＋1.50 D

- ➡ 視力：両眼遠方 0.15×SCLs，両眼近方 0.15×SCLs
- ソフトコンタクトレンズ上のオーバーオートレフ値：
  右S－4.50 D ⊃ C－0.25 D Ax114°
  左S－6.25 D ⊃ C－0.50 D Ax154°
- 装用指導，ケア指導を行った．

● 装用開始 2 ヵ月後

> **Patient**: テレビを見ることができるようになった．

- ➡ 視力：両眼遠方 0.09×SCLs，両眼近方 0.2×SCLs
- ソフトコンタクトレンズ上のオーバーオートレフ値：
  右S－2.75 D ⊃ C－0.50 D Ax97°
  左S－4.50 D ⊃ C－0.25 D Ax92°
- 眼位：5Δ内斜位，上下斜位はない

> **Dr. Kajita**: 眼位は改善してきた．視力はいまだ低いが，テレビが見られるようになったのは，実際には測定視力よりもずっと見えているのではないか．

　しばらくこの治療を続けることにした．1 ヵ月ごとに経過をみていたが，視力もほとんど変わらないまま，1 年間が経過した．

●初診から1年1ヵ月後

➡視力：右 0.5×SCL（0.9×SCL⊃S−1.25 D）
　　　　左 0.15×SCL（0.7×SCL⊃S−3.75 D）
・ソフトコンタクトレンズ上のオーバーオートレフ値：
　右 S−0.75 D⊃C−0.25 D　Ax176°
　左 S−0.75 D⊃C−0.25 D　Ax151°
・眼位：正位

眼位は正常になっていますし，ずいぶんと見えるようになってきていますので，コンタクトレンズの度数を変えてみましょう．

➡ソフトコンタクトレンズの処方データ：
　右 S−1.00 D，左 S＋1.00 D　モノビジョン矯正

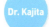
眼位が良くなっているので，自宅では裸眼で過ごしてみましょう．点眼は続けてください．

●初診から1年2ヵ月後

裸眼になると見えにくい．

➡視力：右 0.5×SCL（1.0×SCL⊃S−2.00 D）
　　　　左 0.15×SCL（0.7×SCL⊃S−3.75 D）
・ソフトコンタクトレンズ上のオーバーオートレフ値：
　右 S−2.00 D⊃C−0.25 D　Ax146°
　左 S−5.75 D⊃C−0.25 D　Ax144°
・裸眼のオートレフ値：
　右 S−4.25 D⊃C−0.25 D　Ax22°
　左 S−6.75 D⊃C−0.25 D　Ax151°
・眼位：正位

・Fk-map：正常ではないが，調節けいれんは消退している．

右
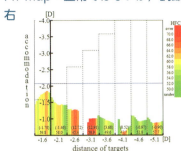

左
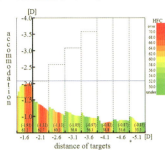

Dr. Kajita：ずいぶんと良くなっているので，眼鏡も作製してみましょう．

➡両眼同時雲霧法の検査結果：
両眼視力　1.0×[右S−1.50 D，左S−1.50 D]

● 眼鏡の試し装用

右S−1.50 D　add＋1.50 D（PAL），左S−1.50 D　add＋1.50 D（PAL）

Patient：特に違和感はなく装用できそう．

➡眼鏡の処方データ：
右S−1.50 D　add　＋1.50 D（PAL）
左S−1.50 D　add　＋1.50 D（PAL）

●さらに1ヵ月後

> 眼鏡が快適なので,コンタクトレンズは使用していない.

➡視力:右 0.5(1.0×S−2.00 D)
　　　左 0.4(1.0×S−2.00 D ⊃ C−0.50 D Ax150°)
・オートレフ値:右 S−2.00 D, 左 S−2.00 D ⊃ C−0.50 D Ax150°
・Fk-map:調節機能は異常のままであるが,変化はしていない.

右
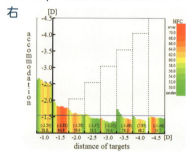

左
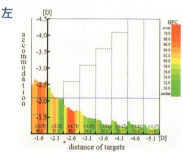

> Dr. Kajita: 生活に不自由を感じていないとのことなので,点眼をやめる方向に進めてみよう.

➡治療:0.01%アトロピン点眼液に変更(これまでは0.05%を使用していた)

　その2週間後,症状に変化を認めなかったため,点眼液をやめるように指導した.さらに2週間後,症状に変化を認めないとのことだったので,診療を終了した.その後,1年半以上経過しているが再受診はしていない.初診から5年が過ぎたが,眼に異常を感じることなく就業している.
　初診から治療を終了するまでに2年半を要したが,終了できてよかった.

解説

　初診時には，全く理解できない症例だった．調節けいれんが現れるまでは，普通の生活ができるまでに回復させられるとは思えなかった．症状の経過を振り返ってみると，脳振盪症の後に急性内斜視が発症し，強い輻湊努力による調節緊張が加わった状態だった可能性が考えられる．矯正視力が不良になったのは，次から次へと施設を紹介され受診するものの原因が明らかにされない不安と不満によるものだったのかもしれない．

矯正のポイント

　調節けいれんは自律神経が引き起こしていると考えられ，不安と焦りを取り除くよう導くことが最初に必要である．そして，治療によってこれまでよりも少しだけでも改善してきているという気持ちをもってもらうことが必要である．そのためには矯正用具の特徴を生かして，今まで不具合に感じていたところを一つひとつ解きほぐす地道な診療が功を奏する．治療を受ける患者さんも治療を行う医師も焦らないことが大切である．

> **Summary**　調節異常による難治症例の眼精疲労対策

　調節異常の難治症例は強い調節けいれんを呈しており，屈折度数は不安定で激しい眼精疲労を訴える．調節けいれんの状態はFk-mapで容易に把握できる．

　0.01％アトロピン点眼では十分な鎮静効果を得られないことが多く，0.03％，0.05％と濃度を上げて，ようやく鎮静化を図ることができるが，点眼を中止するとすぐに元の調節けいれん状態に戻ってしまう．調節麻痺薬の点眼を続けながら，日常生活を営める程度の状態は提供できるが，現時点では根治させられる治療法が見つかっていない．

　皆で症例を持ち寄って検討を重ねることで，いつか適切な治療方法が見つかるかもしれない．眼精疲労の治療にあたっては，必ず調節機能を見ていただきたいと切望する．

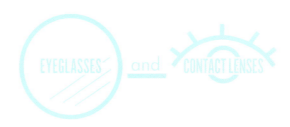

付 録

1. 乱視表を用いた自覚的屈折検査 …… 228
2. クロスシリンダを用いた
   自覚的屈折検査 …… 230
3. 医療費控除の対象となる眼鏡 …… 232
4. 小児弱視等の治療用眼鏡等に係る
   療養費の支給について …… 234

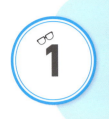

乱視表を用いた自覚的屈折検査

❶球面レンズのみで，最良視力が得られる最弱屈折度数を求める．乱視がなければ完全矯正の状態である．乱視があれば，最小錯乱円の矯正である．

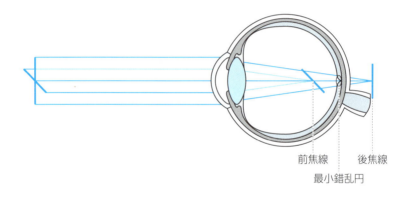

前焦線　後焦線
最小錯乱円

❷❶の矯正度数に＋1.00 D を加えて，❶の矯正による焦点（最小錯乱円）の位置が 1.00 D だけ網膜よりも前に位置する状態にする．
❸乱視表を見て，乱視の存在を確認する．
❹乱視表で最も明瞭に見える方向とぼけて見える方向が直交していれば，正乱視が存在する．均等にぼけていれば，正乱視は存在しない．
❺乱視が存在すれば，最も明瞭に見える線が示す文字盤の小さいほうの数字に 30 を乗じると，矯正に使用する円柱レンズの軸が得

乱視表

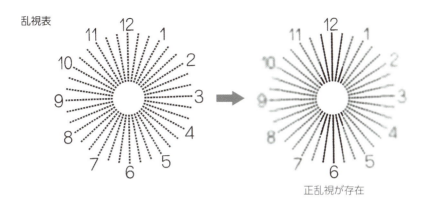

正乱視が存在

られる．たとえば，最も明瞭に見える線が 12 時 − 6 時方向の場合，$6 \times 30 = 180°$ で，矯正に使用するマイナス円柱度数の軸度 (Ax) は 180° となる．

❻ − 0.50 D の円柱レンズ度数と + 0.25 D の球面レンズ度数を追加装入して，乱視表が均一に見えるまで，これを繰り返す．乱視表が均一にぼけて見えるようになったときに，乱視は完全に矯正されて，球面度数は 1.00 D 近視低矯正の状態になっているはずである．ただし，乱視によるぼけ像のため，最初に測定した最小錯乱円矯正には調節が介入しているので，実際には 1.00 D よりも小さいことが多い．

❼ 球面レンズ度数を − 0.25 D 追加して視力値を確認する操作を繰り返し，最良視力が得られる最弱屈折度数を求めれば，自覚的屈折検査は完了である．

POINT − 0.50 D の円柱レンズ度数と + 0.25 D の球面レンズ度数を同時に加えるのは，乱視調整中は常に近視性複乱視の状態を維持するためである．

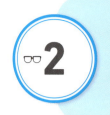

クロスシリンダを用いた自覚的屈折検査

❶ 球面レンズのみで，最良視力が得られる最弱屈折度数を求める．乱視がなければ完全矯正の状態である．乱視があれば，最小錯乱円の矯正である．

❷ 最小錯乱円矯正の状態で視力表全体を見せ，クロスシリンダの柄の延長線を45°方向に一致させて，クロスシリンダの反転を2～3回繰り返す．反転させても見え方の鮮明さに差がなければ（視界の歪みの方向が左右に反転するのは気にしない），直乱視と倒乱視は存在しない．次に，クロスシリンダの柄を水平あるいは垂直に一致させて，反転を繰り返してみる．反転しても見え方の鮮明さに差がなければ，斜乱視も存在しない．

❸ クロスシリンダを反転させたときに，見え方の鮮明さに差が生じる場合には，正乱視が存在する．クロスシリンダの柄を右に10°傾けて反転する．次に，左に10°傾けて反転してみる．見え方の差が小さくなる方向に傾け角度を増して，反転させても見え方に差がなくなる軸度を探す．反転しても見え方の鮮明さに差がなくなったら，その角度からクロスシリンダを45°回転させて，クロスシリンダを反転させ，より明瞭に見えるほうのクロスシリンダのマイナス軸の方向が円柱レンズ度数の軸方向である．

❹ ❸で検出した軸方向に−0.50 Dの円柱レンズと+0.25 Dの球面レンズを装入し，円柱レンズの軸とクロスシリンダの柄が45°の角

度をなすようにかざして反転を繰り返す．見え方の鮮明さに差があれば，さらに $-0.50\,\mathrm{D}$ の円柱レンズ度数と $+0.25\,\mathrm{D}$ の球面レンズ度数を加えて，反転しても見え方の鮮明さに差がなくなるまで，これを繰り返す．クロスシリンダを反転させても見え方の鮮明さに差がなくなれば，自覚的屈折検査は完了である．

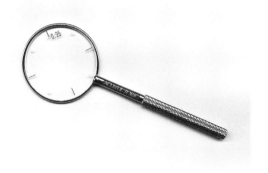

POINT 検査の間中，最小錯乱円矯正が維持されていることが基本である．一般に調節力がある眼では，乱視によるぼけのために最初に求めた最小錯乱円矯正は調節介入によって近視が強まっている．乱視の矯正に伴って，最小錯乱円矯正の屈折度数が弱まってくるために，クロスシリンダによる検査に混乱が生じることも少なくない．調節力がない眼では，容易に完全矯正値が得られる．

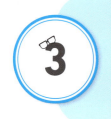

3 医療費控除の対象となる眼鏡

　医師の治療を受けるため直接必要な眼鏡の購入費用は医療費控除の対象となります。

　眼鏡の購入費用は、一般的な近視や遠視の矯正のためのものは医療費控除の対象とはなりませんが、医師等の治療等を受けるため直接必要なものであれば、医療費控除の対象となります（所得税基本通達73-3）。この場合の医師の治療を受けるため直接必要な眼鏡の購入費用としては、例えば、視機能が未発達の子供の治療を行っている医師が、当該子供の視力の発育を促すために眼鏡の使用を指示した場合において、当該指示に基づいて購入する眼鏡の購入費用や、白内障の患者が、術後の創口の保護と創口が治癒するまでの視機能回復のために一定期間装用する眼鏡の購入費用のようなものがあります。

　これらの例示からわかるように、眼鏡の購入費用で医療費控除の対象となるものは、医師による治療を必要とする症状を有することが必要であり、かつ、医師による治療が現に行われていることが必要です。

　なお、医師による治療を必要とする症状を有するかどうかは、医学の専門家以外の者には判定が難しく、また、現に医師による治療が行われているかどうかをどのような方法で証明（確認）するかといったような問題もあることから、厚生労働省では、社団法人日本

眼科医会に対して，次のように指導しています．

1 医師による治療を必要とする症状は，次に掲げる疾病のうち一定の症状に限られるものであること．
   ・弱視，斜視，白内障，緑内障，難治性疾患（調節異常，不等像性眼精疲労，変性近視，網膜色素変性症，視神経炎，網脈絡膜炎，角膜炎，角膜外傷，虹彩炎）
2 医師による治療を必要とする症状を有すること及び現に医師による治療を行っていることを証明するため，所定の処方せんに，医師が，上記1に掲げる疾病名と，治療を必要とする症状を記載すること．

なお，この場合の眼鏡のフレームについては，プラスティックやチタンなど眼鏡のフレームの材料として一般的に使用されている材料を使用したものであれば，特別に高価な材料を使用したものや特別の装飾を施したものなど奢侈にわたるものを除き，その購入費用も，医療費控除の対象となります．

〔国税庁ホームページ「医師による治療のため直接必要な眼鏡の購入費用」
(https://www.nta.go.jp/law/shitsugi/shotoku/05/53.htm)より転載〕

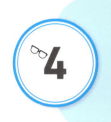

小児弱視等の治療用眼鏡等に係る療養費の支給について

　小児の弱視，斜視および先天白内障術後の屈折矯正の治療用として用いる眼鏡およびコンタクトレンズ（以下「治療用眼鏡等」という）の作成費用が，健康保険の適用となり，患者様負担割合以外の額が療養費として償還払い扱いで，患者様に給付されます．

　対象年齢は9歳未満で，上記の「治療用眼鏡等」が給付対象です．一般的な近視などに用いる眼鏡やアイパッチ，フレネル膜プリズムは対象となっておりません．

　患者様が全額自己負担で「治療用眼鏡等」を購入した後に，下記の書類を加入する健康保険の組合窓口等に提出し，療養費支給申請することによって，患者様負担割合以外の額が国で定めた交付基準の範囲内で保険給付されます．

　申請に必要な書類
1. 療養費支給申請書（加入している健康保険組合窓口等にあります）
2. 眼科医の「治療用眼鏡等」の作成指示書の写しおよび患者様検査結果
3. 購入した「治療用眼鏡等」の領収書

弱視等治療用眼鏡等作成指示書

氏名：　　　　　　　　　年齢：　　歳（男・女）

住所：

Ⅰ．種類（○で囲む）：眼鏡

　　　　　　　　　　コンタクトレンズ（ ハード ・ ソフト ）

Ⅱ．度数及び用法

　1．眼　鏡

	S（球面）	C（円柱）	A（軸）	近用加入度	PD（瞳孔距離）	用　　法
右					mm	遠用・近用
左					mm	遠近両用

　2．コンタクトレンズ

		用法	
右		用法	遠用・近用・遠近両用
左			

Ⅲ．備考（眼鏡等を必要とする理由）

　1．疾病名

　2．治療を必要とする症状及び患者の検査結果

　　右眼視力：

　　左眼視力：

　　　　　　　　　年　　　月　　　日

　　　　　　　　　　　医療機関
　　　　　　　　　　　医師氏名　　　　　　　　　　　　　印

日本眼科学会推奨の書式

このうち，眼科医の「治療用眼鏡等」の作成指示書および患者様の検査結果については，特に決められた型のものはなく，一般的に使用されている眼科医が発行する処方箋に検査結果（「治療用眼鏡等」装用後の視力等）を記入したものでもよいとされています．

　なお再給付につきましては，<u>5歳未満では前回の給付から1年以上後であること</u>，<u>5歳以上では前回の給付から2年以上後であること</u>となっております．

〔日本眼科学会ホームページ「小児弱視等の治療用眼鏡等に係る療養費の支給について」
（https://www.nichigan.or.jp/member/journal/syaho/ryoyohi.html）より転載〕

索 引

和 文

[あ行]

医療費控除 232
雲霧機構 15
雲霧法
　——，片眼ずつ 33
　——，両眼同時 30
遠近両用ソフトコンタクトレンズ 106, 120
遠視 50
　——矯正
　　　64, 87, 90, 94, 97, 115, 120, 124
　——性不同視 96
　——性乱視 140
円錐角膜 16
オートトラッキング機構 17
オートレフラクトメータ 14

[か行]

外斜位 80, 83, 94, 98, 111, 160
外傷 189
核白内障 143
角膜炎 233
角膜外傷 233
角膜上皮障害 5
角膜乱視 16
かすみ 5
片眼ずつの雲霧法 33
肩こり 77, 80, 106, 120, 133
仮面様顔貌 3
眼位異常 57
眼鏡
　——，勧めるタイミング 67
　——，試し装用 34
　——フレーム 68
眼精疲労対策
　　86, 100, 114, 127, 142, 164, 183, 226
眼精疲労の主訴 3
眼内レンズ 178
矯正視力測定 14, 18, 22, 26
強度遠視 147
強度近視 53, 143
強度乱視 155
筋緊張性頭痛 77
近視 52
　——，進行 67, 71
　——過矯正 74, 77, 80, 83, 102, 106, 110
筋弛緩薬 6
近方視障害 120
クイックモード 15
屈折異常 50

屈折差 82
クロスシリンダ 230
検眼枠 20
健康保険 234
顕性遠視 118, 150
光覚弁 13
後頚部痛 185
虹彩炎 5, 233
光軸 16
交替視矯正 163
交通事故 185, 189
高齢者 174
コンタクトレンズ
　——，使用開始年齢 66
　——，試し装用 36
コンビネーション矯正
　　　　　143, 147, 151, 155, 160

[さ行]

最弱屈折度数 228, 230
最小錯乱円位置 19
最小錯乱円矯正 228, 230
紫外線対策 72
自覚的屈折検査 18, 228, 230
視神経炎 233
指数弁 13
視線 16
視標の提示 11
斜位近視 83, 99
弱視 55, 233, 234
弱主経線曲率 42
斜視 233, 234
斜乱視 230
集中力の低下 83
縮瞳 17
手動弁 13
小児 58
初期症状，老視 59
処方せん 233
視力
　——障害 124
　——測定 8
　——値 12
　——値判定基準 10
　——低下 166, 217
　——の定義 8
頭痛 74, 77, 90, 106, 110, 129,
　　　　　　133, 137, 174, 185
スマホ老眼 62
スリット板 24
正乱視 228, 230

237

雪眼炎	72
全身倦怠感	137
先天白内障	234
前頭部痛	80, 83, 110
潜伏遠視	118, 150
全盲	13
損害保険の適応	192

［た行］

他覚的屈折検査	14
試し装用	
――，眼鏡	34
――，コンタクトレンズ	36
単焦点ソフトコンタクトレンズ	115
単焦点レンズ	74, 87, 102
調節	18
――安静位	28
――異常	166, 170, 174, 178, 233
――緊張	96
――けいれん	166, 177, 181, 194
――力	64
頂点間距離補正	36, 38
直乱視	132, 230
治療用眼鏡	234
テクノストレス眼症	170
電気性眼炎	72
電気溶接	72
瞳孔	17
――間距離	21
倒乱視	132, 230
度数決定	
――，ソフトコンタクトレンズ	36
――，ハードコンタクトレンズ	43
――，両面トーリックハードコンタクトレンズ	47
ドライアイ	87, 90, 102, 174

［な行］

難治症例	185, 189, 194, 202, 207, 217
難治性調節けいれん	202, 207, 217

［は行］

白内障	233
――手術	178, 194
フィッティング	40
――，ハードコンタクトレンズ	43
複視	217
輻湊	112
――努力	162
プッシュアップテスト	41
不同視	33, 34, 56, 94, 151
不等像性眼精疲労	233
不満の対処法	48
プラスレンズ	22
プリズム眼鏡	66, 83, 97, 160
ブルーライト	70
フルオレセイン染色	45

――パターン	46
ベースカーブ	
――，ソフトコンタクトレンズ	40
――，ハードコンタクトレンズ	42
――，両面トーリックハードコンタクトレンズ	45
変性近視	233

［ま行］

マイナスレンズ	23
マイヤーリング	16
霧視	189
むち打ち症	60
眼鏡	
――，勧めるタイミング	67
――，試し装用	34
――フレーム	68
めまい	80, 97
網膜色素変性症	233
網脈絡膜炎	233
モノビジョン	159, 160
――矯正	80, 94, 110, 124
問診	2

［や行］

夜間運転	71

［ら行］

乱視	24, 39, 54
――表	228
――未矯正	129, 133, 137
――用ソフトコンタクトレンズ	40, 129, 133, 137
ランドルト環視標	9
両眼同時雲霧法	30
両面トーリックハードコンタクトレンズ	45
療養費の支給	234
緑内障	233
涙液レンズ	43, 44
累進屈折力レンズ	77, 90
レンズ交換法	22
老眼鏡	68, 69
老視	59, 123, 189

欧 文

After five blur	122
Barré-Liéou 症候群	60, 185
Fk-map	183
HFC 値	183
IOL	178

ギリシャ文字

α 角	16

著者プロフィール

梶田雅義（かじたまさよし）

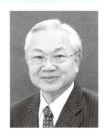

1976 年	山形大学工学部電子工学科　卒業
1983 年	福島県立医科大学　医学部　卒業
	眼科学教室　入局
1988 年	福島県立医科大学　眼科学　助手
1991 年	福島県立医科大学　講師
1993～1995 年	カリフォルニア大学バークレー校　留学（研究員）
2002 年	福島県立医科大学　退職
2003 年	梶田眼科　院長
2018～2021 年	東京医科歯科大学　医学部　臨床教授

● 学会役職
日本コンタクトレンズ学会　監事
日本眼鏡学会　評議員

● 学会役職歴
2000～2007 年　日本コンタクトレンズ学会　常任理事
2008～2017 年　日本コンタクトレンズ学会　理事
2018～2019 年　日本コンタクトレンズ学会　常任理事
1999～2020 年　日本眼光学学会　理事

● 趣味・特技

・和道流空手道初段
　工学部時代の部活で体力と気力を養いましたが，今残っているのは気力だけでしょうか．

・都山流尺八師範
　医学部入学と同時に始め，在学中に準師範．卒業した年に師範になりました．大きな公会堂で独奏したのは夢のようですが，講演するときの冷静さの維持には役立っているようです．

・写真撮影
　中学生の頃にはマイカメラを持っていました．高校生のときに初めて手に入れた一眼レフカメラは随分長く使いました．もちろん，マイ現像セットも持っていました．しかしデジタルカメラの出現によって出番はなくなってしまいました．被写体は働く人物を撮るのが好きでしたが，個人情報保護法が厳しくなってからは，花にカメラを向けていました．2020 年のコロナ禍に入って外出する機会がなくなってしまい，愛用のカメラも眠ったままで，気づいたら内部電池切れになっていました．

● 私の屈折診療

眼科に入局当初，先輩の勧めでソフトコンタクトレンズの細菌汚染の調査を行ったことに始まります．ソフトコンタクトレンズを安全に使用するコツを患者さんの対応から学びました．続いて行ったのが，ハードコンタクトレンズの使用状況の追跡調査でした．当時，処方されていたハードコンタクトレンズの 8 割くらいが使用されていませんでした．コンタクトレンズの切削工さんにお願いして加工修正してもらい，ほぼ 100％の患者さんに使用してもらえました．加工修正後のフィッティング状態と患者さんの反応から，ハードコンタクトレンズの処方技術を学びました．本書で強調している「遠くだけがよく見える眼が現代社会には適応障害をもたらす」という持論も，眼精疲労に悩む多くの患者さんから教わりました．一昔前の患者さんは穏やかで，無知な私の精一杯の診療にも気長に付き合ってくれて，一緒に解決方法を見いだしてきました．最近では，すぐに結果を出さないと評価しない患者さんが多くなり，つらいときもあります．しかし，できる限り患者さんに寄り添い，地道に診療を続けることによって，多くの患者さんに喜んでいただけると思っています．本書が皆様に笑顔を届ける一助になれば至上の喜びです．

眼精疲労のブロック＆ケア
眼鏡・コンタクトレンズ処方ハンドブック

発　行	2018 年 4 月 20 日　第 1 版第 1 刷
	2021 年 12 月 10 日　第 1 版第 3 刷 ©
著　者	梶田雅義
発行者	青山　智
発行所	株式会社 三輪書店
	〒 113-0033　東京都文京区本郷 6-17-9　本郷綱ビル
	TEL 03-3816-7796　FAX 03-3816-7756
	http://www.miwapubl.com
装　丁	佐藤亜沙美（サトウサンカイ）
印刷所	株式会社 アイワード

本書の内容の無断複写・複製・転載は，著作権・出版権の侵害となることがありますのでご注意ください．

ISBN 978-4-89590-625-8　C3047

JCOPY ＜出版者著作権管理機構　委託出版物＞
本書の無断複製は著作権法上での例外を除き禁じられています．複製される場合は，そのつど事前に，出版者著作権管理機構（電話 03-5244-5088，FAX 03-5244-5089，e-mail：info@jcopy.or.jp）の許諾を得てください．